明慧醫道

情理法天

溫嬪容醫師 著

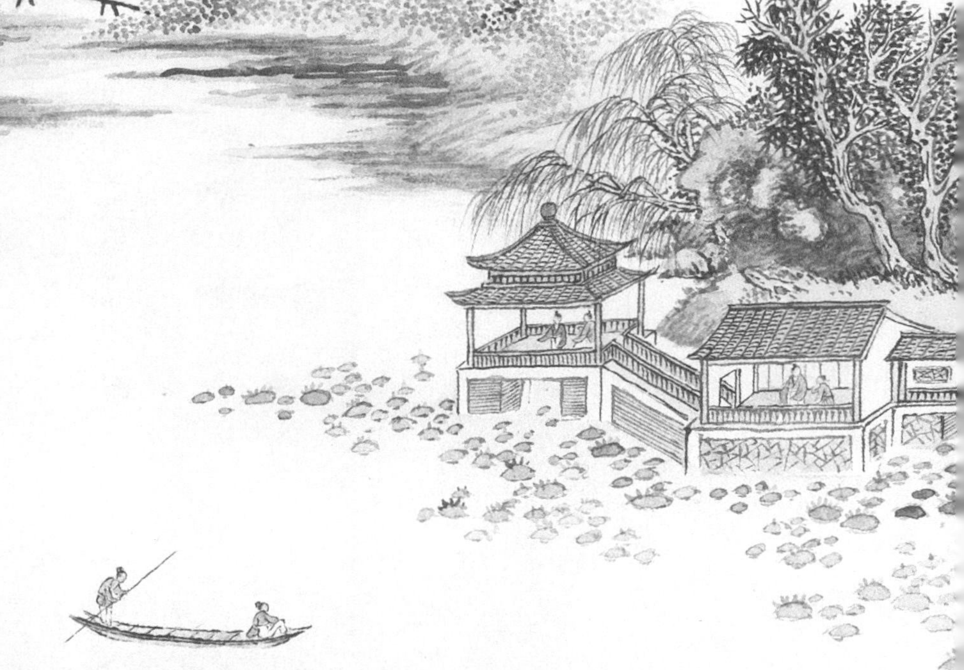

目錄

序

第一部 明慧醫案

第二部 食材醫道

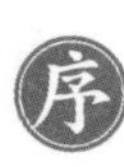

明醫名醫的風采

中華中醫經方醫學會理事長　吳財秀醫師

溫嬪容醫師是中華中醫經方醫學會的會員之一。經方醫學會所舉辦的課程她從不缺席，課堂上專注聽講與演講者的互動也非常良好，在課堂上發問不斷，由她發問的問題就可以知道她的水平很高，讓我對溫醫師的印象非常深刻。後來她送給我她的三本著作，空暇之餘我也拜讀她的大作，文筆之流暢自不在話下，除了讚賞我也沒給她什麼建議，因為這是她獨有的風格，我喜歡有風格的人！

經過課後多次閒談，從他人得知她的醫術早已名聞遐邇，每日門診爆量，患者均來自台灣各地甚至世界各國。但是她不以此為滿足點，繼續為深奧的中醫藥努力探索不斷，這一點就值得我們加以讚賞！

當你每天為了爆量的患者而精疲力盡，你還有時間去探索那些你醫不好的病症嗎？你還願意花時間去閱讀醫書來充實自己嗎？你還願意回頭詳實地記錄你的醫案嗎？對大多數的人來講，答案肯定不會！但是這是「明醫」所應具備的特質。這並不是為了名或利，就算為了名利，對患者來講這不也是品質保證的一大福音嗎？

醫案的寫法很多種，有特地為學術而寫的，有特地記錄醫師本身的臨床經驗而寫的。溫醫師的著作雅俗共賞，文筆精湛眞情流露，可見其慈悲心，因此早已擁有很多粉絲的共鳴，這一點也給中醫界立下另一個典範！對於提昇中醫的地位有莫大的幫助！

本書醫案敘述就像一篇篇小品散文，可以一再拜讀回味。細細品味本書醫案足以看出溫醫師的診病風格，診病仔細，視病如親，每每擄獲患者的心，深具醫療、藥療、針療、話療於一身，讓患者安心治療，放心服藥，這種醫病關係值得我們效法與學習。我常常說的一句話：「名醫必有其風格！」由本書就可以看出溫醫師看病的風采。

本書又有一個特色，她的讀者群可以是普羅大眾，也可以是臨床醫師，也可以當洗滌心靈的書，是不可多得的好書，除了讚美！忍不住就浸入本書的文字中……

107．03．30於高雄

自序

針鋒相對天人地

溫嬪容

中國醫學走王道，相對西方醫學用霸道。中醫治病重在人，西醫治病重在病。人是有靈性的整體的機體，不是機器的組合，難以像修理機器零件一樣，來修復人體組織器官的機能。

人體的藏象系統（魂神意魄志）藉由經絡系統，在宇宙中進食，有形無形的氣動，貫穿人體，正如《內經》所言：人「生之來謂之精」。我們都是來自各層宇宙中的宇宙人，是遊走地球的過客。也許不知所來何處？來此何由？又去往何方？因此在七情六慾中載浮載沉。

《說文》解釋「情，人之陰氣有欲者也。」情是外界事物所引起的喜怒哀樂憂思悲恐驚的心理狀態。豎心旁的情，因心被外物所動，失序於中，牽引萬病而生。情緒的擾動，波動幅度太大，會啓動人體的防衛系統，將之視為一級危險戰況，而先犧牲身體某些功能，來平息「激情」。人在過度生氣，悲傷，緊張時，免疫系統隨之起舞，出現大小便不順，胸悶，心悸，納差，頭暈痛，失眠，視力差……等症狀。一旦情緒穩定下來，身體一切功能又回到正常。治病治根，先理好心情，理出頭緒，再理病情。星星之火可以燎原，「上工治未病」，這是中醫的人道。

一方水土養一方人，五運六氣，24節氣都在牽動著地球上的宇宙人。《道德經》說：「人法地，地法天，天法道，道法自然」。自然是指自然而然，所以凡事要順其自然，而「天行健君子以自強不息」。人若不順應自然，身體不自然就要生病。舉凡日夜顛倒的作息，貪涼飲冷，過度精緻的食物，不適時寒溫，常在冷氣房，久居室內，遠離藍天陽光綠地，破壞大自然……等等，都是違反自然，理虧心虛，就會傷天害理，天理難容。人食五穀雜糧，難免小恙，或衍成大病。治法也要順應大自然療法，理所當然。如何讓病體回到原本的自然狀態，讓機體恢復其自行修復機制的本態為要。而不是藉由外力的干涉，破壞後重建，替代式組件，使人變成零件人。

一定有一種心境，一種生活，可以不再被名、利、情、時間所綑綁，所奴役。《中庸》說：「喜怒哀樂之未發，謂之中，發而中節謂之和。中也者，天下之大本；和也者，天下之達道也。致中和，天地位焉，萬物育焉。」在一定的天時，一定的地利，風土人情，達到一定的人和，而心安理和。一定有一種醫道，通情達理，入情入理，使人能達到身心和平，天人中和，自然也就大自在了。

民以食為天，而病從口入，很多病是吃出來的。每一種食材都有其特性作用，老天都賦予特殊使命，等待我們去瞭解，使能依個人體質選擇食物，從食物中養生。近年藥材因養生藥膳的興旺，大幅耗盡，加上氣候異常，藥材產量，久年後恐不足因應層出不窮的病種，頗令人堪憂。希望大家儘量用食材來養生，讓藥材留給真正需要的病人。因此特別介紹食材特性，養生吃法，食療用法，願蒼生百姓在自然食安中樂活。

恩師吳財秀醫師，經方達人，醫術精湛如水穿石，每次演講授課，都驚艷四座，令人仰之彌高。許多疑難雜症，經恩師指點，峰迴路轉，突破困境，教誨之恩，刻骨銘心！恩師在醫界盛名遠傳，百忙之中，仍為鼓勵後進，而捉刀賜序，受寵若驚，感恩戴德，大恩謝難名。

107・03・27於台中

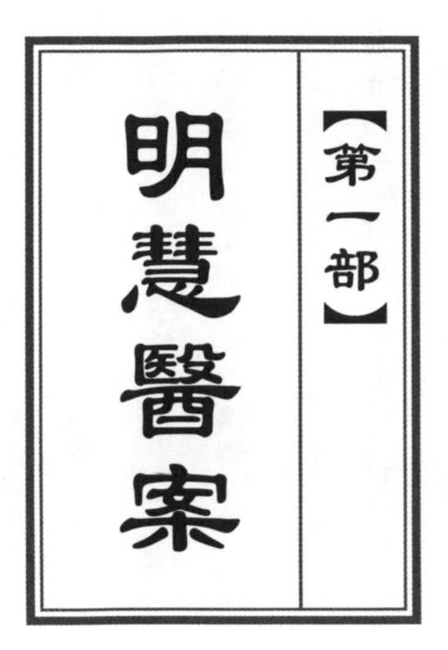

【第一部】明慧醫案

壽則多辱

當人類自傲，因科學發達使人類壽命延長了。但動物學家以細胞分裂次數，乘以細胞分裂周期來算動物的壽命，人類的壽命應該是120歲。早在2500年前，《黃帝內經》就說人的上壽是120歲。就人類平均壽命男性約70多歲，女性約80多歲來看，是誰偷走了40至50年的生命？

延長來的生命都在作什麼？在台灣，全國原住民16族總人數近56萬，外勞人口總人數卻高達67萬多，壽比南山的祝福與願望成夢魘，福如東海如海底撈針！多少人活著受死，莊子說：「壽則多辱」。長壽為何又多辱了，是病苦之辱？無用之辱？還是自取其辱？

一位75歲的阿公，由兒子從南部載來看診。阿公手抖，下巴微抖，走路稍搖晃，小碎步，嘴巴還流著口水，褲檔濕濕的還有尿騷味。不等兒子開口，我就說：「老爸是來看巴金森氏症的嗎？」兒子點點頭說：「老爸得病2年，到處求醫，但都沒有什麼進展，反而一直在惡化！」我回答：「這種病本來就難治，需要一點時間！」

這種病需要長期抗戰，念在他們體力、財力、時間上的花費，我幫阿公調氣，整理一下心腎機能的針灸後，交待一些要注意的事項，並教阿公自行做復健操，最後推荐就近的醫生去治療。第二周老爸吵著兒子帶他來看診，因為他覺得頭較不暈，走路也較穩一些了！

確定阿公要給我治療，我就說明配合治療的療程，前10天要每天來，之後每周來2次，三個月後每周來一次，中間不能中斷。因為腦的修護要連續，療程才會縮短，而且要服水煎劑，看到滿臉疲憊的兒子，我還是勸阿公就近治療，但阿公眼巴巴的對兒子說：「我感覺人輕快一些，我想給溫醫師看！」

對於巴金森氏症病因，一直有新的理論出現，那是一種中樞神經系統退化失調的病變，非常棘手，針灸有很大的幫助。取穴治療：百會穴對刺，或三針齊刺、神庭穴對刺、囟會穴透向前頂穴三針齊刺、頭維穴向眉毛透刺、百會穴向曲鬢穴透刺、玉枕穴透向天柱穴、百會透刺前頂穴、通天透刺承光穴、四神聰穴等輪用；開筋骨關節，針合谷、太衝穴；補氣血，針足三里、三陰交穴；步伐動作的協調，針陽陵泉、崑崙穴。穩住中焦腸胃免疫系統以備作戰，針足三里、公孫穴。

針灸一周針1次，一個月後，阿公雖然口水多，但不會流出口，震顫的程度有減輕，原來半小時就要尿尿1次，可以維持到1至1.5小時。阿公的姪兒是醫生，所以他每天針灸，除了來給我針灸那天，他每天去做復健。阿公想快點好，每天都要吃多種維他命和健康食品，怕膽固醇高，都不吃肉。吃了西藥又吃中藥煎劑，他還要求我開粉劑給他，我說不要吃那麼多藥，所以沒開粉劑給他，阿公竟然擅自把西藥量增加。

阿公一天量血壓3次，一有不舒服就去做檢查，動不動就要求作電腦斷層掃描。我幾經勸告阿公：「你不要怕血壓、膽固醇。老年人血壓高一點，腦部比較不會缺氧；膽固醇高一點，表示肝功能還好，腦筋才不會失靈，膽固醇是腦細胞的原料，肥肉通血路；不要常照電腦斷層，它的輻射是X光的10至100倍，累積輻射量易變生癌症；飲食不要太清淡，營養不足外，還讓內分泌機能下降，五臟六腑各需酸苦甘辛鹹五味的滋養，越清淡老化越快。」雖然我苦口婆心，但因和其他醫生說的不一樣，他都不聽，無法接受。

有一天，我很嚴肅對阿公說：「我不想再幫你治療！神醫扁鵲有六種不治，你就是其中之一種，『驕恣不論於理』，就是不講道理，特別任性的人！過度的治療是一種傷害，過度檢查也是一種傷害。你不要那麼怕死，你這樣會死得更早，死得更慘！你每天都在看醫生，每天都泡在醫院裏！你不只是身體病了，心理病得更嚴重！治病最重要是樂觀，去做你高興的事，接觸大自然比去醫院好。不要沒事就量血壓，那是一種壓力，從早到晚血壓數值都會一直變。心情、陽光、綠地是治病的特效藥！」兒子、老婆聽了，面有暗喜色，他們不敢講阿公，對他無可奈何！

我接著說：「你目前的病情已緩和下來，生活自理沒有問題，但是你要這樣蹧蹋下去，你兒子就要再增加負擔外勞費用，你也會活得很沒尊嚴，你要過這樣的日子嗎？你看你兒子為你奔波疲累的樣子，老得像你的弟弟了！」他兒子聽了頭低了下來！

治病要救心，我繼續說：「人老了就會有老態，接受現實也能好好過日子。走路慢一點有什麼關係？身體瘦一點，體力差一點，小便慢一點，眼睛花一點，心臟無力一點有什麼關係？久了也會適應。生活快樂有尊嚴比所謂的健康數值還重要，恐懼和不安比疾病還可怕，無知比貧窮還不幸。你這樣不聽話，自尋死路，我也幫不上忙！」經過連環炮轟，阿公愣住了，停了一下，輕輕的說：「醫生，你要幫我治療！以後我會聽你的！」

囑咐阿公除了醫生的藥，其他的健康食品，一律停服，「虛不受補」，只吃食物，不要吃食品。阿公阿婆學會了坐車來看診，經過4個月的調理，阿公的步伐已穩定，不會流口水了，手也不抖了，蒼白的臉泛上紅光，仍然是一雙不安的眼神，繼續和「巴金森」戰鬥！

教我如何不想她

1920年劉半農先生留學英國時，寫下一首膾炙人口的情詩「教我如何不想她」，由趙元任先生譜曲，一時遍地傳唱，不知打動多少中華兒女情！每一個人在他一生當中，總有一個令人刻骨銘心的摯愛。因此可歌可泣而淒美的詩篇，觸動著每一個靈魂，盪氣迴腸，那種酸甜苦辣誰知曉？

一位55歲的職業婦女，長得圓潤潤，樂觀，喜歡運動。有一天早上，悠哉的騎著腳踏車運動，一下子突然迎面衝來一輛機車，來不及閃躲。一失足成千古恨！被撞倒後就昏迷，急送醫院。經過電腦斷層掃描發現左腦有血塊，緊急手術。手術後腦壓異常，第二次檢查，又發現右腦也有積血，第二天再次手術清除血塊。此時昏迷指數3到4。頭殼放在冰庫中，和死神拔河！

人在昏迷的時候，生理功能仍能運作，那是誰在指揮腦？人的精神意識又跑到哪去了？著急的老公，只能在限定的短短時間內，去加護病房探望老婆，急如熱鍋上螞蟻，一天又一天的煎熬著。直到第17天，老婆轉到普通病房，但仍在昏迷當中。第26天，老婆的眼睛終於睜開了，稍有意識，但很快的眼睛又閉上。第32天，去除氧氣罩，第54天拔氣切管、鼻胃管。開始人生艱苦的路程，一切從頭開始，練習講話、吃飯、走路、穿衣、大小便及日常生活的能力、記憶力、視力的訓練。

第103天，頭蓋骨蓋回去，第105天拔尿管，艱辛的克服一段又一段的生理功能。經過6年後來看診，瘦瘦而滿頭白髮的老公，牽著圓嘟嘟的老婆，概略的敘述她的病情後，第一句話就是：「醫生，你要救救我哦！」我吃驚又疑惑的問：「怎麼不是救你老婆而是救你？」他一副很可憐的樣子說：「自從老婆生病後，我就沒有了自己，不能自由行動，一切嗜好，包括工作都放棄了，我現在是24小時的褓姆！」原來，老婆誰都不認得，如果她先生坐在候診室，她認不出哪個是她老公，必須老公走到她前面發出聲音，她才認得，真正變成白頭偕老，形影不離，寸步不離！

當前她最大的困擾是眩暈，天昏地轉的，不敢輕舉妄動。我立刻幫她針灸，百會透前頂穴、角孫穴透向耳尖、風池穴橫透上天柱、印堂穴透鼻根，針完她感到較舒緩。先生繼續說她其他問題：視神經萎縮、糜爛性胃炎、十二指腸憩室、腎結石、心電圖R波異常、心撖雜音、右下肺葉浸潤增加、數個肝囊腫，最大2.4公分、中度脂肪肝。另外情緒起伏很大，有時如火山爆發難克制！真是屋漏偏逢連夜雨，禍不單行！

一般久病無孝子，而這位老公，絲毫無厭倦之意，處處顯出他的貼心。從老婆車禍以來，第1到第155天在病房的日子，她做了什麼治療，老婆有什麼反應，都一一記錄。只要有益於老婆康復的方法，都是捨命陪君子，帶她去走路、游泳、爬山、唱歌、玩牌、彈琴等。開始前10天老公每天都從北部開車載她來，我建議他坐高鐵才不會太累，還有一段很長的路要走！他說老婆常出狀況，坐車腳老要抬到窗上，有時又大叫，他還是選擇開車，說完喃喃自語：「教我如何不想她！」

老婆狀況頻出，有時腦一直往上飄，往上衝，她驚恐的怕腦回不來；有時又腦一直往下墜，快掉到深淵了；有時又如坐雲霄飛車般，突然飆高，又突然驟降，心臟都快撐不住；有時右腦一直往左邊傾斜，人好像彎曲要掉下去了；有時左臂一直往下掉，使她無法使力。腦神經的失序，有如小哪吒大鬧天宮一樣，花樣百出。她說得驚慌，我聽得滿頭霧水，不知道她的腦發生了什麼事？怎麼會這樣？人類對於自己大腦的認識，仍如海底撈針，是不是她與宇宙的頻率失序了？就見症治症，與她一起戰鬥！

不穩的腦波，異常發電，試著平衡她與宇宙的頻率，針百會穴對刺，或三針向前頂穴齊刺、神庭穴對刺、囟門穴三針透向前頂穴齊刺、太衝、關元、氣海、合谷穴輪用；視神經因腦挫傷造成的萎縮，較棘手，針睛明、球後、瞳子髎、絲竹空、玉枕穴輪用；腸胃問題，針中脘、足三里、公孫穴輪用；肺的問題，針尺澤穴；心臟的問題，針內關、間使、神門穴輪用；肝的問題，針陽陵泉、三陰交、太衝、支溝穴。

當她的眩暈不再發作時，她像小孩一樣拍拍手說：「好高興哦！謝謝醫生！你是我的救命恩人！」經過密集調理三個月，腦的異常狀態大致平穩，視力讀報沒問題，但視野仍受侷限，剩下先生的辨識，還是須藉由聲音才認得，其他就近去醫院治療。

當老公牽著老婆向我揮別，望著他們離去的背影，劉半農的歌詞響起「……枯樹在冷風裏搖，野火在暮色中燒，啊……西天還有些兒殘霞，教我如何不想她？」

愛的勒索

佛家說修了三千年才能得到人身，所以說人身難得。但人生三萬多個日子，卻是不在愁中即在病中，人世的滄桑要怎麼度過？

一位25歲青年，騎著機車神勇的飛嘯穿越馬路。馬路如虎口，多少壯士一去不復返！一聲相撞巨響，飛來橫禍，高壯的勇士應聲而倒，當場昏迷送醫急救。因顱內嚴重出血，醫生告訴孩子的父親，這孩子經過手術後，就算能救活，醒來後可能會變成植物人，醫生鄭重的問父親：「要不要救？」

父親聽了傻眼，趕快打電話給已離婚21年的前妻，說他想放棄這個孩子，問孩子的媽要不要接手？56歲的媽不假思索立刻答應，孩子的爸從此不見蹤影。媽媽請求醫生極力搶救，一日如三秋的煎熬著慈母心，她可以做的全都做了。3個月後，兒子終於醒來，謝天謝地，沒有變成植物人！

媽媽24小時悉心照顧兒子，不假他人，沒有請外勞，2年後經朋友介紹來看診。兒子不會講話，只會發出啊啊聲，吞嚥常嗆到，咽中常有痰，常流口水，不太會走路，左腳很緊繃，左眼視神經受損，視力0.01，但他很會打字，有什麼事都用打字和媽媽溝通，每天去作復健，食欲很好，很有精神。

所有機能出問題，都因為指揮中樞腦受創傷所致，所以治療重點在修復腦的機制。前階段，先疏理經絡，由前頂透向百會、前頂穴旁5分處透向承光、頭維、風池穴；之後四神聰、百會透前頂穴、通天透承光穴、百會穴三針齊刺、囟會穴三針齊刺、神庭穴對刺、百會穴對刺等針法輪用；眼睛因腦傷所致，治本在腦，並促進眼周循環，針攢竹、睛明、承泣、太陽、魚腰、強間透腦戶、玉枕穴輪用。發音障礙，針啞門、神庭透向印堂、外金津玉液、中渚、承漿穴輪用；開關節，針合谷、太衝穴；鬆筋，針陽陵泉、承山、丘墟穴；之後隨症增減穴位，並開水煎劑內服。

身高192公分高大的兒子，和身高151公分嬌小的媽，形成強烈對比。媽媽的手肘常因要抱扶兒子而酸痛無力，手腳上常見瘀青，每次帶兒子來看診，都滿臉倦容。我提醒媽媽：「照顧兒子，要注意自己的安全，路還很遙遠，妳要多保重！」事後媽媽才說，她幫兒子按摩腳和拉筋，兒子覺得痛，就捏媽媽的手，或用腳踢，捏踢處都有很大片的瘀青；兒子晚上都不讓她睡覺，要吵她煩她到凌晨3、4點，吵到自己累了睡著了，疲憊的媽媽才有時間休息，但早上又要張羅兒子的早餐，準備去作復健，所以也沒多少時間休息。

可憐的媽，歡喜做甘願受，好像要彌補21年來空白的母愛，任由兒子蹧蹋，沒有半點怨言！開始時體諒他被父親拋棄的創傷，加上生理的受傷，正青春年華，看到同學到處玩，自己卻臥床動彈不得，心情不穩在所難免，我也常安慰鼓勵他。但時間過了一個月，兒子沒有改進。有一次，他想喝冰的檸檬紅茶，媽媽說醫生有交代不能吃冰的食物，所以沒買給他喝，他就把晚餐摔在地上！我實在看不下去了！

我對孩子的媽說：「親愛的媽！妳不能縱容兒子對妳的放任行為，他會損德，福報也會跟著減去，這樣是折他的壽，他造的業越多，業上加業，罪上加罪！妳年紀越大越沒辦法照顧他，他後半輩子會很慘！能不能走路是他的事，不是妳的事！要兒子自己覺醒，那是他要自己付出的代價！妳倒下去誰來照顧他？他不想吃飯，就讓他享受飢餓的美妙！」說得媽媽頭低了下來。

轉頭我又對兒子說：「小子！你要認清一個事實：如果沒有你媽，你可能早就變成孤魂野鬼了！你自己的行為，要自己負責；自己闖的禍，要自己承擔，你怨誰？你已長大成人了，不能像小孩子一樣任性！你不能對你媽的愛勒索。你可以不相信命運，但你一定要相信因果。你踐踏你媽媽的慈愛，不知感恩，罪加一等。你知道有多少人沒食物吃？有多少人在垃圾堆裡找食物？你蹧蹋食物，那是你媽的血汗錢！老天會懲罰你的，惜福才會有福。事情發生了就是要面對現實去突破、克服。你年輕，認真復建，不要怕痛，治療空間還很大。你再這樣對待你媽，你就不值得救，以後不必來看診！」

媽媽心疼兒子被挨罵，慌張的看著兒子說：「你要聽醫生的話，我們好不容易才掛到號，而且你的病狀也在進步中。」此後，兒子真的收斂了，有了戰鬥力，年輕就是本錢，進步就快，來針灸3個月，已能自己用助行器走路，可慢步爬樓梯，會說2個字的詞彙。看到媽媽的笑容，真是感嘆：痴心父母古來多，孝順子女有幾人？

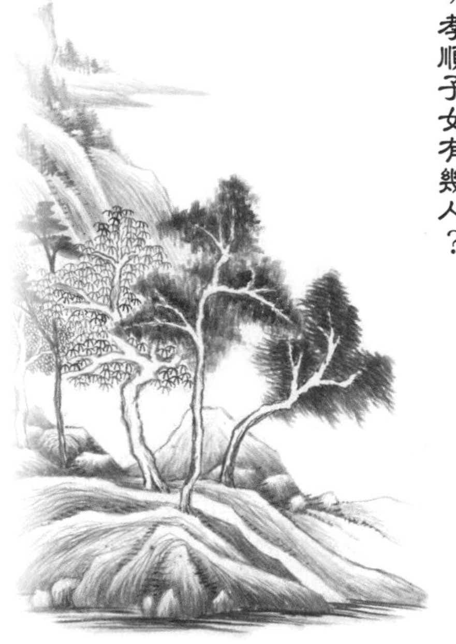

如雷轟頂

無病的時候，不知道健康的可貴；不生病的時候，不知道生命的可貴，疾病是上蒼給人的一種禮物。人從來都不知道像拿起一杯水喝的這種芝麻蒜皮的事，是多麼幸福而值得感恩，直到如雷轟頂那天才頓悟。生命充滿了新奇，點點滴滴的喜悅和幸福，我們都視而不見，理所當然的錯過了生命中美好的每一天。

一位正值壯年50歲男性，事業順利，是從事空調的高級技師，一天開車18小時也不累，一天工作十幾個小時也不睏，像個無敵鐵金鋼。也是長官的愛將，一棟棟大樓的空調設備，在他的敬業專業中，都如期完成，而且品質和口碑都令客戶稱讚。

這位高級技師每天清晨有外出運動習慣。在一個秋風瑟瑟的清晨，技師一如往常，天未亮，未戴帽子就出外運動。回家上廁所時竟晃來晃去，撞到門，走路不穩，好像喝醉酒似的，腦部一陣暈眩，如雷轟頂，自覺狀況異常，急忙到醫院掛急診，經過檢查醫生說是頭頂大腦梗塞。要住院並需連續注射10天點滴。打到第7天時，技師覺得治療沒什麼反應，原本清亮的眼白卻轉成黃色，覺得不對勁而堅決出院。

出院後種種問題開始浮現：端碗吃飯，手端不穩，還會搖晃。被家人用機車載，也坐不穩，從車上跌落。不服輸的他，竟開車，車行方向老是偏向左邊，撞到柱子，以後就不敢再開車了。吃飯或喝水時，左嘴角會漏飯、漏水。講話時嘴唇向右翹，左唇無力。左眼視力模糊、雙影。家人見狀都緊張的四處探聽名醫。

這位精英技師非常鐵齒，只相信西醫，對中醫沒什麼概念，也有些鄙視。卻遇到比他更鐵齒的姊夫，一家公司的董事長前來探病，並向他推薦一位中醫師，壓根兒都不曾看過中醫的技師，一個頭兩個大，被病折磨得心情鬱卒極了！家人苦口婆心，多方催促。他心想連一向吹毛求疵的姊夫都出口了，雖然百般不願，也很質疑，病急了，就試試看吧！

病發第9天，這位長得壯碩的技師，出現在診間，還有姊姊、老婆、兒子護駕。技師雖生病，黑眼圈很深，眼力卻如鷹眼掃射，用疑惑的眼神掃描，打量著我，問話不太作答，由老婆在旁補充，經過四診合參，疑除了中央腦梗塞外，右腦微血管應有小部份腦出血。為爭取黃金時間，就是要針灸才會快，雖然他不太願意，但被老婆趕著鴨子上架，硬著頭皮，皺著眉頭，開始進行針灸治療。

針灸處理：患處，由前頂透向百會穴，齊下3針，之後他較能接受針灸時，百會穴用6針排刺、對刺，作為預防及治療腦當時梗塞所造成缺血後可能壞死的腦組織，使其血灌注水平，能維持正常功能；說話不流利，針風池、啞門、中渚、神庭穴透向印堂方向；祛風邪滯留經絡，針百會、風池、風府、曲池穴；動作不平衡，針玉枕透向天柱穴、百會透向前頂穴3針排刺，輪用。

進食，喝水外漏，針下關、承漿、地倉穴；左眼模糊，針右風池、左精明、攢竹、承泣、四白、太陽、湧泉穴、右強間穴旁0.5寸向腦戶穴透針、頭臨泣穴透向眉間或瞳仁，輪用，因中風引起的眼病，主治仍在腦部；開四肢關節靈活度，針合谷、太衝穴；使筋骨伸展收縮順利，針陽陵泉穴；補土腸胃，穩定中焦，增強作戰力，針足三里、三陰交穴。

前10天每天針，之後一周針2次，並開服水煎劑。特別囑咐少食寒涼性食物、水果。因寒性收引，有礙氣血行，以免雪上加霜，嚴禁冰品、冷飲。運動守則：日出而作，日落而息，順應大自然規律。天黑時陽要入於陰，天亮前陰陽未交替完成，所作運動，易洩陽氣。運動時出汗要擦汗，最好穿薄長衣褲。正大汗淋漓時勿喝冰飲料，口渴時要小口分段進水，不要一次猛灌。運動量在運動後微汗出，通體舒暢，是最佳的養生量。身上的汗未冷卻時，先披一件外套，待身體溫度正常時才可入浴，而且要洗溫水，不可洗冷水。

針第3次，這位技師的臉就掛上了笑窩，雖然還是怕針灸，但感到自己有進步，身體比較輕快，就迫不及待的工作了。針第4次就自己開車來看診，他說能夠手拿杯子喝水，順利入口，沒嘴角漏水，是多麼快樂滿足！感恩上蒼哪！感恩是最快速的治癒特效藥。針第10次，技師很驚訝的說，他好像恢復正常了，眼睛已能看清楚了，不平衡的狀況完全解除，只是很容易累，工作4小時就很累。左嘴角力度還差一點點，後續鞏固療效。

針第20次時，公司派他出國接工程，暫時不在國內。我囑咐他將我所針灸的穴位，每天按摩當作保健，歷時不到2個月痊癒，結束療程。

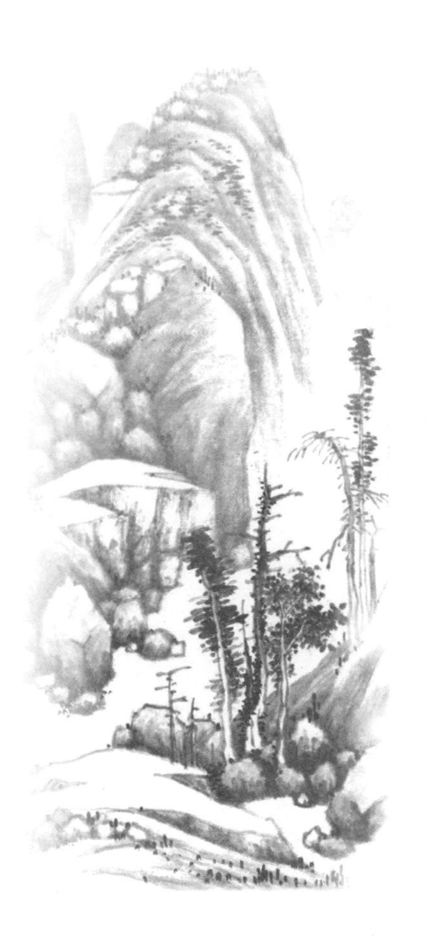

斷翅小天使

記得在學校上課時，有一位小兒科醫師堅決不生小孩，儘管醫師娘千方百計想弄璋弄瓦，都無法偷渡成功。因為這位醫師在門診看到各式各樣不健全的小孩，看多了，也看怕了，打死他都不肯生小孩，他怕那個斷翅的小天使會墜落他家。

有一位媽媽正浸潤在盼望已久有個小女兒的欣喜中，懷抱著純潔無瑕甜美的女嬰，百看不厭，把生產的劇痛忘得一乾二淨。媽媽不知道造化、無明正悄悄的暗地弄人，頻送秋波！當小嬰兒8個月大時，沒有跌倒、碰撞，身上卻常常有瘀青塊，帶去給醫院檢查，結果是骨髓分化不良，血小板、血紅素低下。

不久，病情如野火迅速蔓延，快速惡化，才經過2個月，就因高血鈣陷入半昏迷，急送加護病房，醫生說是白血球製造機能發生問題，雖極力救治，仍繼續惡化成急性骨髓型白血病。可憐的小生命，人世間的路竟這樣艱險，才10個月大就必須進行骨髓移植，捐贈者是4歲大的小哥哥，哥哥成為最年輕的骨髓捐贈者。

才剛滿周歲，生日蛋糕吃完，小小脆弱的生命就開始接受化療3次。禍總是不單行，大風大浪，一波未平一波又起，在接受化療期間，肝嚴重感染，肝膿瘍有8顆，發生心跳中止，再度急送加護病房。在和死神拔河中，家人的煎熬，母親的淚水加汗水，終於熬過病魔的摧殘，小生命如小樹苗慢慢開始成長。

得之不易的愛兒，媽媽每個月為小寶貝拍照，留下生命的畫頁。剛滿2周歲，媽媽在欣賞每個月孩子成長的照片時，發現照片裏孩子的眼睛前後不一，而且怪怪的，抱去醫院檢查，結果左眼視神經完全萎縮，宣告失明，而右眼視神經只殘存1/3，岌岌可危，醫生說發現太晚了，無法救治。辛勞的媽媽再度陷入苦戰，為了孩子的健康，偉大的母親永不放棄。

當小女孩來診時仍有如嬰兒般的嬌嫩，不太會講話，食量少，走路不穩，還須大人抱，常鬧情緒。聽完媽媽陳述病史，一陣不捨，一陣酸寒，直湧心頭！我快速把情緒回神，集中思緒，全力救治眼前有如斷了翅的小天使。

造血機制出問題，與心脾肝腎機能有關，當時氣血無力上輸於眼，日久經絡失養，以致視力受損。針灸處理：先試小孩的接受度，針補陽氣的百會穴，小孩沒有特別的反應或反抗。接著針調氣機的合谷、足三里穴，她都沒反應，實在不是好現象。先教媽媽每天小寶貝洗好澡，幫她作健脊操，從頸椎到尾椎，按摩捏拿每一節椎間，並揉按夾脊兩旁的膀胱經，作了3次後，從上到下滑手摩撫收功，作3次。

補先天腎氣不足，針湧泉、百會穴齊下2針；調肝及情緒，針太衝、光明穴；調理後天脾氣失調，針三陰交穴；調胃氣，使食量增加，精血氣才有活力上達於頭部，針足三里穴；視神經萎縮，針養老、上天柱、風池穴；啓動腦接視神經通路，針強間透腦戶、強間旁開0.5寸處向下透針，三針齊刺；視力，針睛明、攢竹、四白、瞳子髎穴。三個月後，加強視力，針眉衝穴向眉頭方向放射針感、頭臨泣穴向瞳孔方向放射針感、目窗向眉尾方向放射針感；調解免疫系統及全身氣血流暢，針百會、風池、合谷、足三里、三陰交、太衝穴。

針灸第5次，媽媽高興的說小孩的精神、活力、食量都有增加。平時針灸只哼哼的哭兩聲，針第6次，一進診間就大哭。針灸2個月，說話字彙增加，吃飯正常，而且長高了。雖然沒有直接針對語言治療，針第3個月，就可以用句子表達，走路已很穩，還會跑跳。針第7個月，有一天，小孩指著監視器，跟帶她來看診的阿婆說：「溫醫師在那裏針灸。」表示她的視力有進展。

儘管如此，媽媽帶到醫院複檢時，醫生還是搖搖頭，可是媽媽說小孩日常生活都看得到，都沒問題，醫生很驚訝的說：「怎麼可能？」並無法解釋。反正媽媽繼續努力，小天使的路還很長！再針8個月，小女孩視力右眼1.0，左眼可以感光，醫生瞠目結舌，媽媽喜極而泣！小女孩來針灸，得到的溫馨也最多，來看診的叔叔、阿姨、哥哥、姊姊們，不是誇她勇敢，就是買點心、小禮物送她，還喜歡逗她玩得開心，診間充滿了溫情！

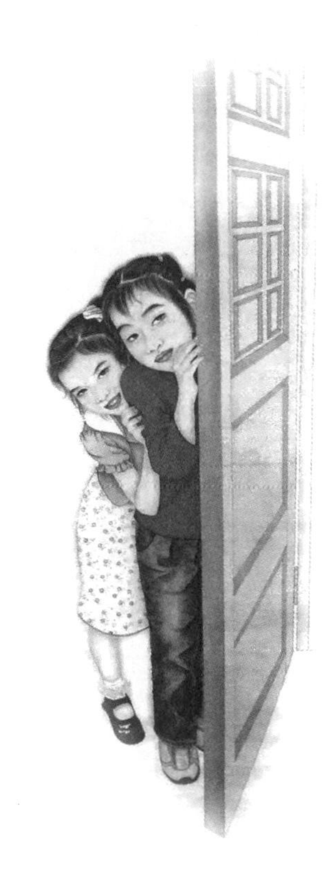

只要我長大

到底年齡多大才可以接受針灸治療？一位有名的針灸老師，桃李滿天下，老醫師的教示：嬰兒8個月大以後才可以進行針療，如果小於8個月的嬰兒需要針灸治療，怎麼辦？

一位25歲年輕瘦弱的孕婦，第一胎，常是雙方家族的企盼，當嬰兒呱呱落地，贏得最多的祝福，特別是阿公笑得嘴都合不攏，常誇這位小孫女：「好漂亮的小寶貝啊！」雖然嬰兒每月到醫院健檢，醫生都說正常，但這個小寶貝已幾個月了，卻都沒什麼成長，好像不對勁。媽媽帶去另一間大醫院檢查，結果令全家人陷入極度的惶恐中，阿公更是眉頭緊皺！醫生說：「小嬰兒的腦室各自分開，空隙很大，腦邊緣鈣化，左右腦大小不一，腦呈萎縮現象，無藥可醫，也無法作任何處理。」西醫的理論是：「腦細胞無法修復。」醫生推測可能是生產時，嬰兒有呼吸停止，當時醫生有作呼吸急救。

西醫束手無策，小媽媽求助無門，也嚇壞了！淚水直流，數度哽咽說不出話來，斷斷續續的陳述4個月大小嬰兒的病情！此時躺在媽媽懷抱的小嬰兒正睡得香甜，那模樣真是可愛極了！仔細觀察，小嬰兒全身浮腫，臉肥嫩嫩的，頸還是很軟，無法抬頭，喝乳量60毫升要喝很久，吃奶後易吐奶。不一會兒，小可愛眼睛張開，眼珠向上吊翻白眼，手腳微抽搐，面呈僵滯樣，幾秒鐘，眼睛閉合，口吐涎沫。見狀，我急按小嬰兒的合谷穴，並告訴媽媽：「小寶貝癲癇發作了！」初為人母的她嚇呆了，我轉手去按媽媽的合谷、神門穴讓她安神下來。

面對西醫無法處理的小嬰兒，耳邊響起老師的教誨，眼看無助的媽媽，內心祈求諸神佛菩薩相助！先教媽媽幫小寶貝作健脊操，並教媽媽常幫小寶貝按合谷、間使、後谿穴，減少癲癇發作。正發作時急按合谷穴，再按後谿、間使穴，可使發作時間縮短，並且發作完後的疲憊狀可減輕。

針灸處理：原本諸陽之會的百會穴是必針，可是小嬰兒囟門大幅未合，無法下針，改針神庭、合谷、後谿、足三里穴，小嬰兒身體抽動了一下，沒有其他反應。針灸由少針，慢慢增加，第5次後才正式針灸。刺激腦部發育，原針四神聰穴效佳，但也因囟門未合無法針，改針本神、神庭、湧泉穴；促進腦循環，針風池、後谿穴；癲癇，可能媽媽懷孕時受到驚嚇，致使胎兒先天肝腎之陰不足，氣上而不下，針間使、後谿穴；發作時口吐涎沫，為痰飲，整腸健胃，針足三里穴；開四肢關節，減少角弓反張，針合谷、太衝穴。

囑咐媽媽：夜晚不要帶小嬰兒外出，不要參加廟會，不要去人多的地方，一歲以前不要帶去探訪親友，室內不要太喧譁，常和小嬰兒說話、玩，給她聽柔和的音樂。還要曬清晨和傍晚的太陽，尤其是頸部和踝部。

通常小嬰兒的發育，以月計是：「一聽二視三抬頭，四撐五抓六翻身，七坐八爬九扶站，一歲娃娃兒會走路。」但這位小嬰兒沒有一項符合。小嬰兒7個月大時確診眼盲、耳聾。8個月大時照腦波，確診患有癲癇。瘦弱的媽媽承受一波又一波的打擊，日漸心力交悴，我常為媽媽打氣加油，怕她撐不過！耳聾，針聽宮、角孫透曲鬢穴；失明，針瞳子髎穴、攢竹穴。

第2次針灸，小嬰兒臉浮腫消退很多，針第4次，眼睛向上吊翻白眼的次數，由一天7至8次，減為2至3次。針第33次，針灸時大哭，竟自行把頭抬起，如果3歲以前頸無法直立，就要終生臥床，此時已7個月大。原來常握拳，現在手會張開，但不會拿東西。針第43次，有很大聲音會嚇一跳，表示小嬰兒可以聽到聲音了，每次都由阿公抱著針，阿公忍不住內心的歡喜，在愁雲慘霧中見到一絲曙光。

之後，我要出國休診12天，出國前為這位小嬰兒找醫師針灸，結果大家都不敢接，都說從來沒針過那麼小的孩子，最後請媽媽帶去給教學醫院的針灸主任針。當小嬰兒去看診，主治醫師遲疑了半天，只在小嬰兒的手腳共針4針，媽媽見狀，只好等我回國。當我回國，小嬰兒精神變得很差，常昏睡，食量變少。連針2天後，小嬰兒又恢復活力。

針第54次，小嬰兒第一次會笑，把阿公樂歪了，此時已9個月大。針第56次，小嬰兒欲翻身，但都翻不過去，已會自己玩。如果突然燈亮，頭會轉向燈處並看燈，但確定仍看不見。小嬰兒滿周歲了，小壽星的願望：只要我長大。她身長71公分，體重8.4公斤，喝奶量150毫升，囟門未合，牙齒未長。母女的路佈滿荊棘，人生路漫漫啊！

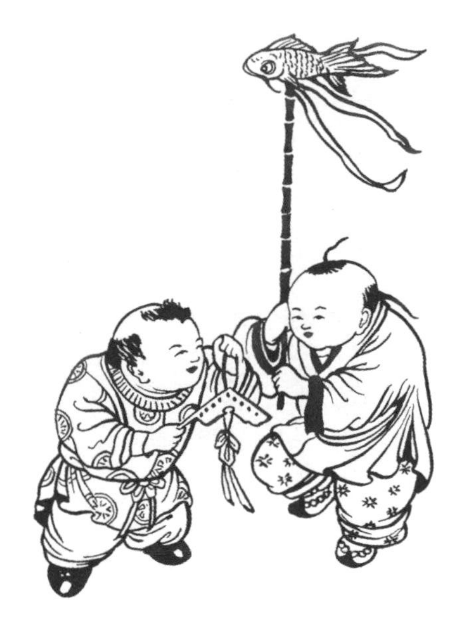

小勇士讚

網路橫掃世界每個角落，尋找各種資料垂手可得，卻也資訊爆炸難以消化，南轅北轍的說法，令人無所適從。而每一個人都是全世界獨一無二的，無法複製，想要盜版也難。有一對年輕夫妻，有問題就上網尋求解決之道，但面對自己寶貝兒子的問題，理不出頭緒，也看了不少醫生，仍然是原地跑步。

爸爸鎖定了一位中醫師，自己先來調身體，看個究竟，探路試醫術。爸爸經過3個月調理後，鼻子過敏，容易累，筋骨酸痛的問題，都有很大的改善，之後才把3歲的兒子從南部帶來看診。小兒子患有鼻子過敏，最苦惱的是還不會說話，只會發出沒有字義的聲音，不能領會大人說的話。為了兒子，媽媽辭去工作，做全職媽媽，雖然年輕，但遇上活動力超强，又煩躁的兒子，每天都像在作戰，光是追著小兒子，每晚都累垮了，更沒時間打扮，每次帶孩子來診，好像都隨便抓一件衣服就穿上的樣子，孩子的問題沒解決，恐怕媽媽會先累倒！

當我對小朋友問話時，他一直在講話，雖然對著人，卻像在自言自語，誰都聽不懂。還好大小便正常，飲食可以，身材比同齡的幼兒小。爸媽都希望給小兒子做針灸治療。先針百會穴，啓動中樞系統，並觀察小孩的反應，他沒有抗拒，就繼續針。安神，針神庭穴往印堂方向進針，兼治鼻子過敏；小兒開智力，針神庭、本神穴；說話應用能力，針角孫穴往浮白穴方向進針。小孩竟乖乖的針，只有反應：好像針的地方癢癢的，想用手去摸。

隨著針灸次數增加，也增加了穴位，調理第二個腦—腸胃，針合谷、足三里穴；補腎兼長高，針湧泉穴。最痛的湧泉穴，針前三次都痛的哭了，以後就沒再哭。每次針完，我立即豎二個大拇指，對小孩說：「小勇士讚！」他只是眼睜大大的看著我，不知道我在說什麼？

針3個月後，媽媽說小孩子可以模仿大人講的2個字，例如好棒、很冷、生氣，但小孩子好像不瞭解字義。每次針灸完他也會跟著說「小勇士讚」，卻是一臉茫然！慢慢的可以模仿五個字，仍是無意識的跟著念，自己仍無法使用字詞表達。針灸加補腎，添腦髓，針四神聰、太谿穴。針灸第31次，針完小勇士突然大聲哭叫：「救命啊！」因為哭聲突然又很大聲，爸媽都愣了一下，又驚訝又覺得好笑，我問小勇士：「叫誰來救你？」孩子竟然回答：「叫哆啦A夢（卡通人物）快來救救我！」爸媽聽了笑歪了！

從此以後，小勇士突然開竅，會使用字彙，變得很愛說話，好像想把以前所有滿肚子的話像洩洪一樣沖出，聒噪不停，而且字正腔圓，說話還會捲舌，聽起來像道地的北京片子，大家都還以為小孩接受過語文訓練，爸媽也搞不清楚怎麼會這樣？一點都不像爸媽帶有台語腔的國語。

小勇士語言出竅後，智力也跟著突飛猛進，很會表達感情，也很拗，有時不順他的意，他就野性大發，撞牆、跺腳、蹬地、摔東西，像脫韁的野馬，媽媽招架不住，苦惱極了！針灸加針神庭，兩針對刺；平肝氣，降逆氣，針太衝、眉衝穴，囑咐媽媽多按小孩子的神門穴，此穴若針灸因小孩好動，容易走穴掉針，也容易動到針會痛。並請媽媽多帶孩子到野外、大空間、園地遊戲跑跳，少吃會向上衝、含發性的食物。

我抓起小勇士的手，按著合谷穴對他說：「這是你的秘密開關哦！你要常常按，就會很健康哦！」多按合谷穴，健身又安神。前後調理1年半，小勇士已不常暴跳如雷，攻擊性減少很多，過敏現象偶而發生，身高已追過同齡兒童。以後爸爸有空會帶來針灸保健。

小鹿亂撞

受到歐美思潮的侵襲，年輕一輩對傳統的觀念，常常嗤之以鼻！可是東西方人體的生物信息，和內在種族遺傳密碼不同。一方水土養一方人，而經驗常是經歷慘痛教訓後所獲得的知識，不能全盤否定，否則人體內的生物能如小鹿亂撞，後果如何？就看個人的造化了。

一位年輕24歲的孕婦，青春澎湃依然高昂，百無禁忌的揮灑著：長期早餐吃生菜沙拉，吃大量的水果，喝大量一種能量水，未煮過而生飲3000毫升，喜歡吹冷氣，吃素，面色蒼白蠟黃。老人家告誡她，懷孕期間不能吃太多生食冷品，她依然故我！心想什麼時代了，還說那一套！她生下男嬰後就交給娘家帶，小嬰兒常發燒，阿婆都給塞劑，咳嗽就讓小兒吸氣管擴張劑。

小嬰兒滿周歲時，帶回家自己養，小孩一直都在半夜1到3點起來哭鬧。兒子3歲半了還不會講話，4歲被診為中度自閉症，智能不足，還動了疝氣手術，5歲就很會跟人家吵架、打架。媽媽的青春很快就被兒子所折騰，兒子像小鹿亂撞一樣脫序，她的心更如小鹿亂撞七上八下，惶惶不可終日。

無常總是頻送秋波給無明的人！兒子出現了妥瑞症狀，而且睡覺時會磨牙，晚上睡不安穩一直在翻滾，有時咀嚼有困難，常咳嗽，咳到翻白眼，頻頻發出嘔吐乾嘔聲，骨盆不正，長短腳。上小學一年級時，情緒波動大，上課亂笑，發出怪聲，容易激動發脾氣，老師一個頭二個大。媽媽焦頭爛額的在教學醫院、中西醫院間振盪4年了，兒子的病情依舊搖擺不定。

小鹿兒8歲了，又出現頭往後靠就會頭暈想吐，仰頭就想咳嗽，咳不出就會發出嘔吐聲，眼睛、手、腳、背的皮膚癢，常流鼻血，小便很急，一小時就上5次，每次只有50毫升左右；一天大便5至6次在褲子裏，不然就是3到4天不大便。

從南部來的媽媽，叫兒子坐在診椅上，她自己則遠遠的站著，訴說兒子的病情，說到兒子大便的情形，還說：「醫生，你要不要看他的大便！」說罷就把小孩的褲子脫下，他的屁股上黏滿如爛泥的大便！我立刻對媽媽說：「妳怎麼讓他大便在褲子裡，那麼久也不幫他清理，小孩子多難受啊！妳先去處理孩子再進來看診。」媽媽一臉無奈很不情願的樣子。

小孩臉色蠟黃，面無表情，問話不太會回答，只是一下子搖頭，一下子眨眼睛，還時不時的做歪嘴動作。我告訴孩子的媽：「這要針灸，效果比較快！」小孩子竟沒有表示抗拒，就開始針，先針四神聰穴開智慧，小孩動來動去的，媽媽還是遠遠的站著，好像很不喜歡這孩子，我就叫她：「媽媽！來扶著孩子的頭，給他溫暖和鼓勵！」繼續針囟門穴，三針並排向神庭穴方向透刺，用以補腦兼調中樞神經系統；針風池穴用以促進腦周循環，並治皮膚病及小便問題。

囑咐媽媽：多帶孩子到郊外或大公園活動活動，跑步、玩、曬太陽。孩子表現好時，要多讚美他，常抱抱他，親親他。說到這裏，媽媽面有難色，說她們母子關係不好。怪哉！兒子才8歲母子就有代溝？我告訴她：「母愛和鼓勵是最強的特效藥！」建議她最好給孩子練習靜態活動，調解孩子的情緒和注意力，例如下棋、彈鋼琴或其他樂器。

開處方7天，用溫膽湯治小兒怪病及精神問題；用六味地黃丸治先天、後天腎氣、腎精、腦髓及二便的失靈；用小柴胡湯做為起承轉合，治小孩所有不協調問題，包含過敏、咳嗽、腸胃、大小便。這病要長期治療，就轉介給就近的醫師治療。

沒有預期小鹿兒複診，第二周，媽媽還是帶來看診，小孩看去神光比較不會渙散，竟乖乖的坐在診椅上，沒有妥瑞的症狀出現。我問媽媽：「孩子好嗎？」媽媽半天不說話，不知到底發生了什麼事？停頓一下，媽媽哽咽的說：「醫生，我好想跪下來向你說謝謝……」

小孩一天大便在褲子的次數一直遞減，竟然變成每天自己會去上廁所1次，大便成形又漂亮，這困擾多年的問題，突然獲得解脫，光是這一點就讓她高興的想哭，而且小孩的尿尿頻率也減少了。

之後針灸和處方，隨症加減。3個月後，孩子跟媽媽說：「溫醫師針灸都不痛！」他不但會跟我打招呼，還會笑！開始練鋼琴，情緒較穩定，注意力比較能集中，寫作業的速度變快，媽媽說小孩變聰明了，這隻小鹿終於安定下來，馴鹿記也就落幕了。後續在當地醫院治療，有空帶來針灸保養。

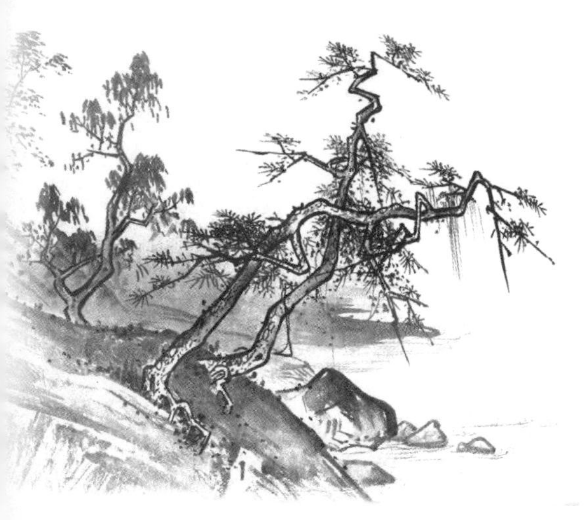

風雨飄搖

許多人到了垂幕之年，即使是功成名就，回顧這一生，其實大多在風雨飄搖中度過。上帝的劇本早已寫好，命盤在天上轉，人在地上演。如果人能預窺自己人生的劇本，有誰還敢下世？人為何又膽敢在迷中，埋在塵世中翻滾、跌跌撞撞？

一位24歲的小伙子，原本樂觀好動，生氣蓬勃如旭日東昇。在服兵役前，突然病發恐慌症，怕的不是什麼特別的，竟怕火。開始只是看到火就躲，躲到後來，什麼都躲，變成宅男，足不出戶，最後宅得什麼都癱了，癱在床上。176公分高，體重79公斤，如果158公分的爸爸沒拉他起床，他就躺一整天，這也就算了！最糟糕的是如果爸爸沒幫他脫褲子，把生殖器掏出來，他就可以一整天不尿。爸爸怕他膀胱爆了，每2個小時去幫他解尿，爸爸成了孝子，白髮人孝順黑髮人，所有的人都認為他是為了逃避兵役，帶去精神科看診，診斷證明也拿到了，不必當兵了，但事情並沒有因此而結束！

爸爸帶著他到處求神問卜、改運、收驚，換了一個醫生又一個，實在太累了！爸爸乾脆把所有親朋好友介紹的醫生，寫下姓名、住址、電話，作成卡片，一個個的求神明指點迷津，擲筊多次，最後只有一張名片有回應，所以爸爸就帶兒子從南部來看診。

這位年輕小伙子長得挺帥，五官端正，只是眼睛不敢正視人，總是低頭向下看，問話全部沒反應，都由爸爸代答。瘦瘦的爸爸，慌張的臉；胖胖的兒子，懶散的臉，成了明顯的對比！一般壓抑的情緒，都屬陽不足。恐傷腎，腎氣不足也易恐慌，但這位少年郎怎麼看，也沒有腎氣不足之象，到底問題出在哪裏？

針灸處理：補陽氣，針百神之會，諸陽之首的百會穴，先點刺，再用2針對刺；祛不明之邪氣，針鬼堂上星穴、鬼市承漿穴、鬼腿曲池穴、鬼心大陵穴；安魂定魄，針神庭穴對刺、眉衝穴向眉頭放射針感、頭臨泣穴向瞳仁放射針感；尿豬留，針本神穴向眉尾放射針感、由前頂穴透刺百會穴、三陰交穴。每次針灸都還聞得到他褲子的尿騷味；他還有手腳多汗的問題，針勞宮、湧泉、合谷穴。針灸時他都哀哀叫，還好沒有拒絕針。囑咐爸爸每天要帶他去跑步至少40分鐘，剛開始實在是很難，爸爸根本請不動太上爺兒子。

隨著針灸次數增加，這位可憐的爸爸引起不少患者及家屬的關懷。在閒談得知，孩子的爸，前10年，因父母忙碌，無瑕照顧前後臥病的祖父母，所以由他侍候，餵食、倒尿、擦大便、看醫生、按摩都一手包辦，好不容易熬過10個嚴冬，送走祖父母駕鶴西歸，終於可以鬆一口氣，但無明卻又暗送另一個秋波！

結果是父母竟先後連續中風臥床，又開始另一個看護的苦日子，沒有請外勞假手他人，而且他還要開餐飲店維持家計，他沒有一句怨言，任由命運擺弄！53歲的壯年，看去如70歲的滄桑，如此煎熬困苦又過了近10個寒冬，送走父母駕返瑤池。以為可以就此鬆一口氣，誰知現在換兒子上場！瞭解他狀況的人，莫不搖頭嘆息，他的命真苦啊！怎麼會那麼歹命！

一周針灸2次，3個月後，我覺得效果很慢，擔心爸爸體力、財力、時間的耗費太多，幫他介紹當地醫生就近就醫。可是這位傻爸爸，不論刮風下雨仍繼續帶兒子過來，因為他相信神明說的話，而我實在愧對他的神明，醫生治不了業障病。半年後，小伙子問話會答幾句，每天走路運動30至40分鐘，褲子已無尿騷味，最大的突破是他會幫忙收拾客人用完的餐具，但還是怕火。

有一天，診所外烈日照天空，診間內陰霾凝重，爸爸幾近哽咽的說：「我老婆得到乳癌第三期，她很想看中醫輔助，可是她的主治醫生說不能看中醫、不能吃中藥、不能針灸，連感冒也不能吃中藥，該怎麼辦？我很希望她能看中醫，減緩她的痛苦！」善良、滿面皺紋的老爸，他的眉頭皺得更緊了！望著他，我聽了心真痛啊！對蠟燭多頭燒的爸爸說：「你自己要堅强保重啊！大家都靠你了！」我隨即轉頭對兒子說：「你可不可以不要再演戲了！不要再玩什麼怕火的遊戲了，幫忙照顧媽媽，分擔爸爸的辛苦，好不好？」小伙子點點頭，也許家逢變故，也可以驚醒夢中人！

臨走前，我望著悲悽的老爸背影，感嘆人世的坎坷，風雨飄搖！何時才是盡頭？是不是要吃盡苦頭，才盼得到救世主的降臨，領人回到初始的天鄉？之後，因為爸爸要照顧生病的老婆和生意，這對父子的身影就很少在診所出現了！

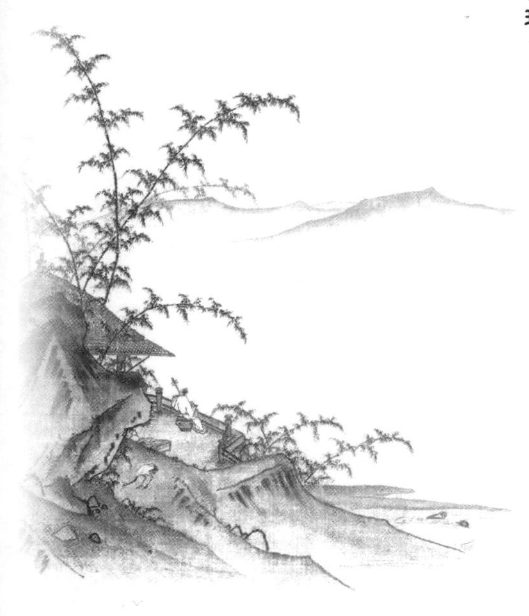

禍水

情緒到底是什麼？從哪裏來？誰在操控？情緒是不是生命原性的擾動？或是不可觸摸的原慾？或是對本我平靜的破壞？情緒仍為當今令人迷惑的千古之謎！誰能擺脫情緒？

有一天，一家五口人來看診，大家說說笑笑，像是幸福快樂的全家福。70歲的媽媽患有癲癇，晚上常發作，吃了安眠藥還是睡不著；76歲的爸爸是個成功的生意人，看的是膝蓋痛、失眠；大小姐42歲，看手腕骨折後遺症、失眠；二小姐40歲，患胃痛，失眠多年；小小姐38歲，自幼心臟不好、心悸、頭暈、失眠；看久了，連他們家小狗也帶來看病。

主角是病情較嚴重的媽媽，平日像溫柔的妻，慈祥的媽，可是她一旦生起氣來，臉就扭成一團。這家風平浪靜的日子少，狂風暴雨劇變的日子多！

針灸處理：癲癇，針百會穴對刺、神庭穴對刺、風池、囟會透前頂穴三針排刺、頷厭透懸顱、四神聰穴等輪用；情緒不穩，針合谷、太衝穴；嚴重失眠，針太衝、神門、神庭、神門透陰郄、通里、靈道三穴等輪用；食欲不好，針中脘、足三里穴；手腳酸痛，針曲池、合谷、足三里、陽陵泉、三陰交、太衝穴。每周針1次，隨著看診次數增加，大家變成好朋友，漸漸的談起家事、職場事、感情事，事事關心。看似幸福的小家庭，家裏卻像個火藥庫，說話或做事，一不小心就會踩到地雷引爆，爆炸的是老媽的脾氣，老爸和3個女兒常是戰戰兢兢的，以免家裏烏煙瘴氣，所以大家都有睡眠障礙。出門逛街，只要女兒買衣服，她一定也要買一件，不管合適不合適，衣服多到沒機會穿。

最常的導火線是，看去很爽朗的老爸，因為他年輕時創下外遇的紀錄，這個禍根烙印在老媽的骨子裏，記恨從年輕罵到老，真是白頭偕老哇！不論老爸怎麼補償她，都難消她心頭之恨！老媽常因此生氣，所以癲癇也常發作。老爸說：「以前做生意，無論去多遠地方出差，絕不過夜，一定趕回家。她所有的要求，我一定照辦，她還是不滿意！醫生，你說我該怎麼辦？」

醫病醫心，有一天，老媽來看診，抱怨：「晚上吃了安眠藥還睡不著！」我對她說：「老媽！妳心裏裝那麼多垃圾、怨氣，怎麼會睡得著？原諒別人，也是原諒自己，少受些苦！」她馬上翻臉，讓我見識到她獨霸一方的霸氣！她氣沖沖的緊接著說：「男人都不是好東西！」她用這個觀念，常教女兒不要結婚，所以3個女兒都待守閨中。我等她情緒穩定下來，就對她說：「妳可不可以不要一竿子打翻一船人？好男人還是很多的。」她擺個臭臉！我又說：「妳知不知道，為什麼天使能夠飛？」這是什麼問題？和她的病情有甚麼關係？她莫名其妙的搖搖頭望著我，我接著說：「因為她們都把自己看得很輕！」

有一次她哭訴陳年往事：在先生大家庭遭受的悽苦、先生的外遇。我拿面紙給她擦眼淚，並說：「喂，老媽！有一個小孩問上帝：『女人為什麼都那麼愛哭？』妳猜上帝怎麼說？有一種說法，上帝回答：『當我創造女人時，我讓她很特別，使她的肩膀能挑起整個世界的重擔，卻又柔情似水；我賦予她堅強，使她在別人放棄時，繼續向前，且無怨無悔的照顧自己的家；我賦予她細膩的感情，能在任何情況下都愛她的孩子，即使她的孩子傷透了她的心；我賦予她寬宏的力量，使她能夠包容丈夫的錯！其實我是用他的肋骨來塑造她的，就是要來保護他的心。最後我允許如有需要的話，她隨時都可哭，這是她的特權！』」她聽了喃喃自語：神經病！上帝也瘋狂！

老媽的情緒，仍然暗潮洶湧，3個女兒都有心儀的對象，但都不敢對老媽說，拜託我能動之以情，讓她們有個好歸宿。有一天看老媽心情還不錯，我就對她說：「老媽，每一個人都有追求幸福的權利，不要把自己過去的陰影加諸在孩子身上，這樣對她們是很不公平的，她們是無辜的！誰沒做過錯事？老爸一直很愛妳，浪子回頭金不換，妳今天不愁吃不愁穿，也是他的造化，他很誠懇的在補償妳……」

老媽聽了眼睛一瞪，臉扭成一團，治療未完成，就掉頭而去！受到情緒奴役的老媽，她認為我站在男人這邊，從此不再來診，也不准家人來看診。

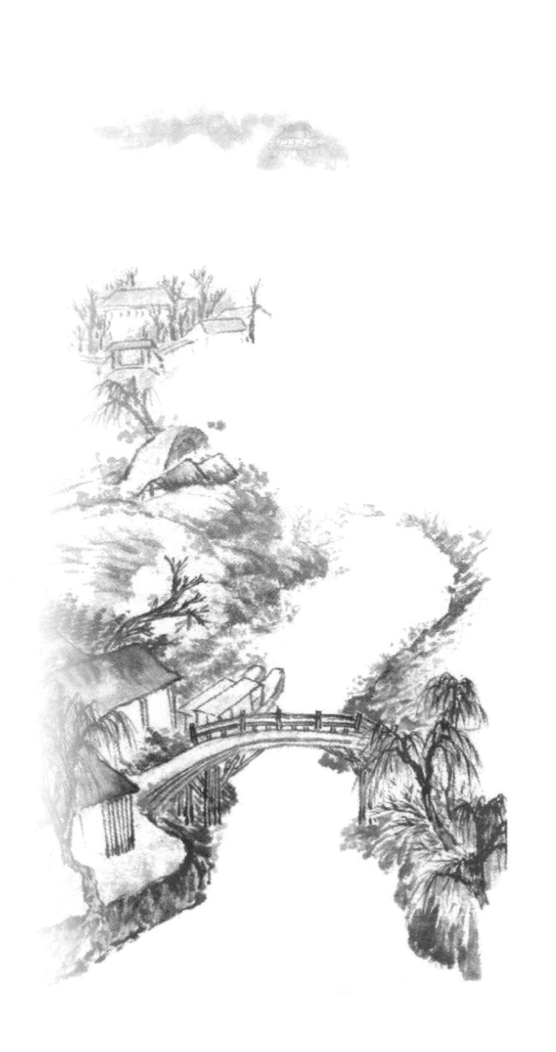

廟會

逢年過節，大家都有習俗，到廟裡拜拜祈福。大年初一的頭香，更是萬人鑽動，澈夜待陣，搶頭香，得頭彩，求好兆頭，歡天喜地，好不熱鬧。凡事都有「節」制，否則樂極生悲，或後患無窮。

一位44歲的女士，身材修長皎美，而且面無皺紋，只是面色黯淡，面無表情，好似一張面具臉。她訴說：有記憶以來，約小學時，就常常不明原因昏倒，至今已30年，查不出原因，也無從治療，近半年發作頻繁。左上臂常打針的地方都已纖維化變硬又痛，右肩背常痛得無法上舉，失眠，還有糖尿病。尿尿老是不順，不是出水不利，就是尿後下腹緊，陰部酸澀。

怪症多生於痰，痰迷腦竅。既然不明原因昏倒，就從少陽厥陰開闔轉輸著手。針灸治療，先鎮百會之神，針百會、本神、神庭穴。機轉開闔不利，取手少陽經原穴陽池，足少陽膽經滎穴俠谿、手厥陰心包經俞穴大陵、足厥陰肝經俞穴太衝。左上臂硬塊，用圍刺。右肩背痛，從右姆指，貼骨進針，朝手腕方向，放射行氣直達病所。尿不利，針中極、陰陵泉穴。

在針灸過程，觀察她臉上的氣一直在變化，忽明忽暗，忽青忽白。加上她每次來診，都有一股陰氣迎面，使人很不舒服。而且每逢初一、十五，過節要拜拜的日子她就不見了。有一次來診，我提醒她：「妳可不可以少去廟裏？不要去給人奔喪！」她驚訝的問：「為什麼不能去廟裏？」我嚴肅的回答：「不是那廟不好，而是有佛的地方妖魔多，自己氣場不夠密緻，又陽氣不足，在廟外，不好的氣就容易入侵，尤其是陰廟。」她聽了表情怪怪的。

廟有廟規，會有會制。老前輩常會叮嚀：在廟會、打醮、道場、祭祀、朝拜、佛事、婚喪事時，都禁止嬰兒靠近，天黑後不要帶嬰兒出門，嬰兒出生前後3天，不能過度熱鬧喧譁。她聽了直問：「為什麼？」我解釋：「嬰兒六根清淨，眼睛清明，先天氣神仍在，可以看見塵土中鬼魅，容易受驚嚇，又有口難言。老人家說剛出生嬰兒，如果家中過度熱鬧，會折嬰兒福氣，也許是心主神明，過喜傷心，易使神明渙散。未滿一個月的嬰兒稱為胎毛鬼，禁止串門走戶。」

民俗禁忌：家有喪事未滿一年，嚴禁參加廟會活動，不可送神，拜天公。陰曆七月俗稱鬼月，避免到廟旁逗留，會有好兄弟伴遊。中元普渡，勿罵髒話，會惹毛好兄弟。鬼月勿在晚上吹口哨，哨音音頻接近陰間頻率，易召喚好兄弟。鬼月半夜不可持咒，易招來好兄弟，並且易傷害他們。八家將進行佈陣時，不能闖陣，從陣頭中穿越，頭陣拜廟時，不可擋站在廟口。這位面具美女聽得愣愣的，結結巴巴了半天說：「我家是開廟的，都沒忌諱！」近廟的不敬神。

針灸改針孫眞人十三鬼穴：鬼堂上星穴、鬼市承漿穴、鬼腿曲池穴、鬼心大陵穴，加四神聰穴。針第6次，平時頭一熱一陣暈，她就會暈倒，這次熱暈時還有知覺後才昏倒，而且很快就醒來。我教她當徵兆一出現，立刻咬舌尖，右手用力捏左小指指甲兩側，可能就來得及抑制昏倒。針第11次，有一次在浴室裏，頭又一陣熱暈，但沒暈倒，卻一直急促喘氣，連續10分鐘後停止，第一次可以控制病情。她說她和媽媽以前都不在乎廟中的禮數，也許這是她昏倒的遠因，以後會注意。

調理了3個月，發作降到最低了，就輕微的暈了一下，再鞏固療效3個月，之後都不再發作而結束療程。

殘夢未醒

如果沒有「情」，將是怎麼樣的世界？紅塵滾滾，人一生都是泡在情中跌跌撞撞，浮浮沉沉！每一個相遇都是千百年後的重逢。人生如夢，當緣盡情未了，時空交錯，殘夢未醒，那又是什麼樣的情景？

一位55歲在公家機關擔任公職的女士，有一手好廚藝，抓住胃口，抓住老公。她先生除非不得已，都不肯在外就食，即使老公已退休了，仍等她下班回家下廚洗手做羹湯，那是一種甜蜜的負擔，也因此夫妻感情很好，恩愛形影不離，羨煞多少天下怨偶！但她自己則是公務繁忙，家事瑣碎，整天忙也忙出一身病，甲狀腺功能亢進，治療後變甲狀腺功能低下，甲狀腺長腫瘤，吃西藥多年，腎功能出現異常。

當她來診時，臉上老人斑佈滿兩頰，近銅灰色的臉，看上去像要洗腎的臉。經過7個月的調理，一切檢驗指數都正常，剩下左甲狀腺腫0.5公分，咽中如梗，後續定期保養。每次見她都眉飛色舞的來針灸，原本固定每周針一次，突然一個月沒有來診。當她再出現時，整個人都變了樣，消瘦憔悴！哭喪的臉，我問她：「發生了什麼事？怎麼一個月就變化那麼大？」

她如泣如訴的說著先生的事，一個月前，先生一如往常去爬山，一向健朗的先生，爬到半山腰突然昏倒，送醫途中即已斷氣，揮別塵世，人生無常，瞬息萬變！夫妻有如同林鳥，大限來時各自飛！這突如其來的惡耗，晴天霹靂！在一陣慌亂悲淒中，把繁雜的後事處理告一段落，一下子她好像老了10歲，情真傷人哪！

重新安頓她的生理亂境：吃不下、睡不著、大便不暢、心悸、恍神、頭暈、頭痛、胸悶。調理一個月後，大致恢復往常作息，除了心境一時還無法釋懷外，吃睡都還算可以。不久之後發生奇怪的事，近日沒有走幾步就喘，沒講幾句話就上氣不接下氣的。靜靜坐著也沒做什麼，心跳原來只有65下左右，現在跳到100到120下，感覺心跳到喉間，好像都快跳出來了，手抖得很厲害，甚至全身顫抖，她非常驚恐！

剛開始懷疑是不是甲亢腺機能亢進復發了，趕快去醫院作檢查，檢驗結果一切正常，心電圖也沒異狀，這是怎麼一回事？她惶恐的眼神，一直問我：「怎麼辦？怎麼會這樣？」她請人收驚幾次，當時好像有好一點，可是馬上又恢復原狀。

針灸處理：百會穴為百神之會，針之以請諸神安位，配合神庭穴；手抖，針內關穴；全身顫抖，把神氣歸正，針有「神」字的穴位，神庭、本神、神門穴，背後的神道、神堂穴用點刺法；定喘，針天突、膻中、關元穴；驚傷心，强心，針內關、間使穴；恐傷腎，强腎，針氣海、關元穴。針灸當天，病情緩解，隨後即恢復原狀，真是苦惱啊！

算一算，她先生已往生4個月，喪事百日已過，該辦的喪儀都應已完成。我問她：「妳有夢到過妳老公嗎？」她搖搖頭表示，真想他到夢中來，告訴她到底發生了什麼事？我推測先生往生，事出突然，他本人沒有心理準備，可能有什麼事想交待，或捨不得她、子女和家人，陰陽兩界，時空交錯，另類接觸，連繫可能頻率對不上，而產生生理錯亂！

被《紐約時報》評為現時代三位重要科學家之一的蘭薩（lanza）博士，他研究認為：從量子力學角度出發，有足夠證明，人死後並未消失。他研究發現：除肉體外，還有其他超越肉體的「量子訊息」或稱「靈魂」。人死後生命不會結束，而且會永遠活下去，會穿越進入不同的宇宙。人的意識不會死亡，身體接收意識，就像衛星接收訊號一樣。人體死亡後，另一個宇宙會吸收該意識，生命繼續存在。

我建議她：給先生上香時，對他說：請他安心上路，孩子和家裏的事她會處理好，不用擔心。做人很苦，請他不要留戀世間。他做人善良，神明會安排他有個好去處，祝福他一路好走。失魂落魄不知所措的未亡人，該何去何從？針灸時，加針華蓋穴，啓動調和陰陽兩界的交通，該穴是人和宇宙的天線，搭天橋；並針鬼堂上星穴、鬼市承漿穴、鬼腿曲池穴、鬼心大陵穴。

說也奇怪，一場暴風雨，歷經一個月，在一席陰陽對話後，竟撥雲見日的平息下來。她淡淡的苦笑說，繼續迎接生命另一個單飛的挑戰。

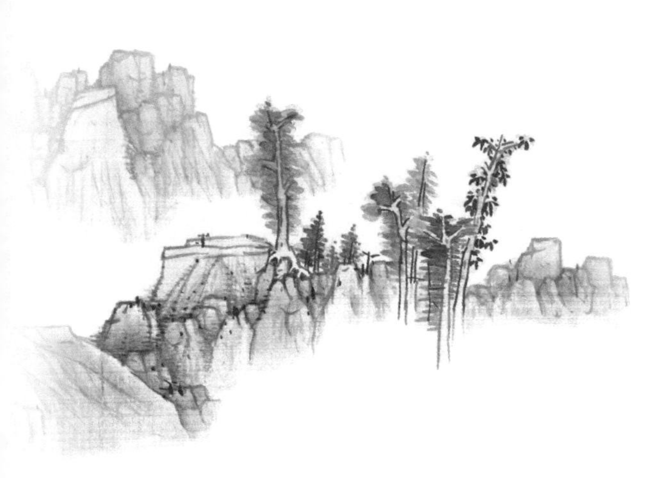

尖叫聲不斷

人從一出生，就哇哇大哭。聲音是原始的、野性的、本性的呼喚。高興了大喊，害怕了尖叫，生氣了狂叫，悲傷了不是大叫就是低吟，病痛了呻吟，即使是聾啞人也會發出叫聲。從叫聲的震動頻率，可以作為診病的依據，但如果尖叫聲不斷，該如何診斷？

一位70歲阿婆，從出生就智能有問題，只會說一、二個單音的字詞，例如：好、乖、吃飯、謝謝的音詞，但也不是她主動說，而是順著家人的話尾說出而已。其他屬於她自己的語言，只有叫聲，家人都要用猜的。尤其是她身體不舒服時，叫得更大聲，這樣也過了70年！近期阿婆白天還算安靜，但是一到晚上就開始尖叫。初期就只偶而尖叫幾聲，漸漸的整個晚上，都可以聽到那擾人的淒厲尖叫聲。奇怪的是阿婆一直叫都不會感到口乾，如果沒有拿水給她喝，她自己也不會找水喝，聲音沒叫啞之外，還狠宏亮，不但吵得家人無法安寧，也吵得鄰居夜不安臥！

女兒帶老媽在就近的醫院看了幾回，效果不理想，就請假帶老媽從台灣南部上來看診。

女兒說：「很奇怪，只要老媽看到溫醫師就乖乖的，剛才在來的路上，還一路尖叫！」女兒對於老媽的病情一問三不知，阿婆除了脈象弦滑，其他都還好，我也不知道發生了什麼事？針灸和用藥，就朝安神方向處理。

怎麼會有孫真人十三鬼穴？人真的會受另外空間靈體的影響嗎？什麼樣的人，在什麼樣的時空下，人體會受到外來靈體的干擾？因此有些特別的醫生用第八意識在診病。中醫診病，宏觀上配合五運六氣診病，五運是金木水火土五行之氣的運動，是關於地球軌道的變動，影響氣候變化。六氣是指宇宙氣，化成風、寒、暑、濕、燥、火六種氣候的變化。24節氣，是依太陽在黃道面上運動的位置，反應出季節、氣候和天氣變化情形。

道家說人體是個小宇宙，穴位與經絡的開合，就交互著五運六氣和宇宙頻率的共振。人體十二經絡，受宇宙電波十天干、十二地支的變化而運行。運行中如有任何差錯，都會反應到人體生理的運作，宇宙有成住壞滅，人有生老病死。這樣看來，人能好好活著，真是不容易啊！

干擾人體和宇宙脈動的重要關鍵在那裏？孟子說：「學問之道無他，求其放心而已。」念力可超過光速，所以心念是不是就是關卡？看著眼前的阿婆，她的智障，是不是也是一種保障？因為智障，不會作壞事，就不會造業。心境如止水，沒有喜怒哀樂，這是要修行到很高才能達到的境界，但為什麼阿婆會在夜間尖叫？是誰在擾動她？是祖先的呼喚？是靈魂的呼救？

不管發生什麼事，就用孫真人十三鬼穴來治療，先針鬼宮人中穴、鬼信少商穴，原本2穴都有點痛，正擔心阿婆撐不住會尖叫。不知道是不是智障了，知覺神經是否也遲鈍？幸好阿婆只是睜大眼睛，一直看著我。既然阿婆沒有反抗，就繼續針。因為平躺針，所以都選前身的穴位，鬼壘隱白穴、鬼心大陵穴、鬼路申脈穴、鬼床頰車穴、鬼市承漿穴、鬼窟勞宮穴、鬼堂上星穴、鬼腿曲池穴，再加安定腦神經的間使、後谿穴。並開了安神藥。

女兒說針灸吃藥後，夜晚尖叫的頻率漸減少，7天後就沒再尖叫了。過了一個月，女兒帶老媽又出現在診所，說老媽不但晚上尖叫，白天也尖叫連連，使得托日間照顧的機構都拒收。老媽的尖叫聲淒厲，惹得路人投以奇異的眼光，還有人報警處理。期間看了西醫，用鎮定劑也止不住老媽的尖叫。到底發生了什麼事？大家都被搞得團團轉！

女兒訴說病情說得很嚴重，可是在我面前的老媽，卻像個乖寶寶，一張天真無邪的臉和眼神！這該怎麼辦？要調整治病方向，怎麼調？腦是人體與宇宙交換訊息的轉運站、接收站，試著調撥接收站的頻譜。

針灸處理：針百會穴，三針齊刺朝向前頂穴、神庭穴對刺、囟會穴三針齊刺透向前頂穴、眉衝穴針向眉頭方向透針、本神穴向眼球方向透針。頭上的針留針帶回，能留多久就留多久，最多可留3天。最後老媽只留到晚上睡覺前就拔針了。並開去瘀瀉下峻劑，還特別交待女兒，老媽服藥後會瀉肚子，如果瀉得太厲害，就用鹽巴塞肚臍，再用紙膠布貼著，並且一天3包藥分成4次吃。

2周後回診，女兒說針灸吃藥後，真是奇妙，第2天老媽竟安靜的像綿羊般溫順得不再尖叫，重劑瀉下吃了也沒瀉肚子。隔2周後再複診，老媽還有零星的尖叫。針灸加囟會穴三針齊刺透向上星穴方向。再2周回診，老媽的尖叫次數、時間再縮短。一個月後就完全不叫了，女兒說最奇妙的事是老媽從未表達過自己的意見，竟然會說「不要」，更特別的是她的臉部變得有表情，竟然會高興，還會笑，這些是老媽前所未有的現象，使得家人關係重新洗牌。我笑著說：「可能是老媽本性覺醒了！破繭而出！真的是人生70才開始！」

一家之煮

對作父母而言，世間最悲痛的事，莫如白髮送黑髮，情何以堪哪！但有位白髮父親卻對入棺的兒子痛罵，不是為兒子悲痛，而是後悔自己生了個兒子。

一位65歲的阿婆，滿頭白髮，滿臉皺紋，鬱鬱憔悴，人世間的滄桑都寫在臉上。坐下來看診，就從頭到腳，從內而外說出一連串的疾病，無一是處。聽完我問她：「現在，最讓妳困擾的問題是什麼？」阿婆想了想，回答：「晚上睡不著，腸胃常悶痛，脖子又緊又痛，腰酸背痛，很容易累……」還是說了一串。可是，我診察後，卻對她說：「阿婆，妳最大的問題，應該是情緒，心有千千結，發生什麼事嗎？」

心病還是要心藥醫，希望能幫她解開情病的結，人生走了65年，多少有些心結。孔子60歲而耳順，凡夫俗子60歲正是記憶大反攻，恨的多是陳年往事。阿婆毫不猶疑的回答說：「剛辦完兒子的喪事。」很奇怪，不知道是老母悲傷過度，還是怎樣？阿婆臉上並沒有哀傷的表情。接著她又說：「這一個月，先生每天逢人就跟人說，不要生兒子。」這倒新鮮，多少人為了生兒子，大費周章。

我好奇的問：「怎麼說？為什麼？」她繼續陳述：「先生說養小孩，從小辛辛苦苦的顧孩子吃穿，擔心學業，憂心健康，好不容易養大，花了好多錢，讀完醫科七年，畢業後不想當醫生，改作生意。先生說孩子長大就不聽話了，花那麼多心血，養兒子來氣自己。」我再問：「兒子從商，事業做得好嗎？有沒有常回來探望您們？」

阿婆臉上露出歡喜的表情回答說：「兒子作生意很成功，賺的錢比醫生還多。一年只回家二次，一次是清明節，一次是過年，而且隔天就走。平常二天會打電話一次。」我接著問：「這樣先生不滿意嗎？」她搖頭並且聲音變低沉的說：「先生說，至少一個月要回家一次，和他吃一頓飯。」我也不知道這樣的兒子，老爸為什麼會不滿意？心想那是家務事，所以沒再問。

針灸處理就從她最困擾處著手。失眠，針神庭、本神、神門穴。腸胃問題，針中脘、足三里穴。肩項臂痠痛，針風池、天柱、肩外俞、合谷穴。腰痠痛，針中渚、曲池、陽陵泉穴。老人家氣血虛，針百會、關元、氣海穴。肝氣鬱結，針太衝穴。教她情緒不穩時先按合谷穴，覺得忍無可忍，快發飆時，按神門穴，閉上眼睛，數1到10，最好能離開現場一下。哪裡肌肉筋骨酸痛，就在該處抹上白醋，衣服穿上用吹風機熱風吹10分鐘。睡不好，在睡前20分鐘，用臉盆裝熱水放一匙白醋，泡到腳踝，浸泡10至15分鐘，同時手按神門穴。

她剛看完診，走出診間，就交待小姐，請醫生先幫她針，說要趕時間。通常病人很多，除非急症，我很難配合病人要求，大部份要等到看診告一小段落，才大家一齊作針灸處理。要針灸時，我先去問她：「妳要趕火車啊？」她回答：「我沒有要趕火車，但要趕回家煮飯。」我心裏嘀咕，煮飯幹嘛那麼急！

阿婆卻一臉惶恐的說：「先生一定要晚上6點吃飯。如果6點整，我還沒把飯菜準備好，會被先生痛罵，年輕時還會打人。」看一看時間不到5點，我拍拍她肩膀，輕輕的說：「不要緊張，一定來得及回家煮飯。妳夾在父子中間作夾心餅，很鬱卒哦！妳家的一家之主，是一家之煮，把妳們全煮得伸展不得！妳一定受了不少苦，委屈妳了！」頓時，阿婆眼角滴下淚來，她滿腹辛酸，忍耐了40年！出針後，見阿婆匆匆離去，趕著回家。心想，難怪兒子不想回家，縱使到家仍是客。她的失眠很難治，她的腸胃也很難好，她的筋骨不知道還能撐多久？只要一家之主還在煮人。

撕破臉

西方醫學解剖生理，認為人體有神經、血管、骨骼、肌肉四大系統，是站在地球看人體，看的是地球人。中醫認為人還有另外藏象系統（魂神意魄志），對應五臟（肝心脾肺腎），藉由經絡系統（人與宇宙脈動的媒介）在宇宙中進食，是站在宇宙看人體，看的是宇宙人。這宇宙到底有多少空間？地球所能對應的又有多少空間？

一位36歲從台灣南部來的男士，身材高壯，卻臉上佈滿老人斑而浮腫，滿臉倦容，步履蹣跚，好像身經百戰後的疲憊。當病歷職業欄上寫的是醫生時，心裏就納悶，西醫會來看什麼病？是不是西醫無法解決的事？一問之下是位外科醫生，他拿刀，我拿針，如何交錯彼此的光芒？

外科醫生一開口就說：「醫生，我要先向你謝謝！」我聽了是丈二金鋼摸不著頭，才剛見面謝從何來？他接著說：「我媽的糖尿病，從糖化血色素13，讓你治療到6.8，身體都硬朗起來了！這在西醫是不可能的事，中醫竟能治糖尿病！」我淡淡的回答：「那是老祖宗的智慧厲害！你呢？那裏不舒服？」這位外科醫生說：「我一天在開刀房十幾個小時，累得要命，卻又睡不著，吃安眠藥也沒什麼作用，也不想靠安眠藥，整天頭昏腦脹，心情煩躁，壓力很大又無法專心思考，長期累積下來，好像快崩潰了！請你幫忙！」心想要說出這些話，還真需要有點勇氣！

當我搭上他的手，開始診脈時，竟有被刺、被咬的感覺！仔細觀察他那暗沉的臉，在印堂、眼尾、下眼眶處，卻一陣青一陣白，我立即默唸「法輪大法好！」心境純淨可以進入其他空間，善解另外空間的靈體。當針灸時，針下總氣澀，甚至有阻力！是來者不善嗎？不管如何，百神之會的百會穴，先齊下三針，以鎮神氣；安神，針神庭、本神、神門穴；失眠，針太衝、三陰交穴，以平肝氣；倦怠，針大鐘、關元、氣海穴。我問他：「要不要針湧泉穴，很痛的1秒，但效果很好。」他豪爽的立刻點頭。

說時遲，那時快，我的臉突然被撕破，連眼睛都看不見了！好嚇人！來者是何方神聖？我趕緊摸摸我的臉和眼，肉都還在。但我深切的知道自己已是「無臉見人」，而且好像不是我的眼睛在看東西，雖然看得見，卻受侷限，這是怎麼回事？到底發生了什麼事？我是不是被另外空間的靈體修理了？

人類藉由相對論宏觀的向外探索宇宙，藉由量子理論微觀的向內探究生命的本源。佛學與科學各走了三千年，最近有了交集點，都發現念力超過光速，科學說念力不到1秒鐘，就可以傳達到距離250萬光年以外的世界，即穿越30個銀河系；佛學說可傳遍虛空。因此，我快速頻念：「法輪大法好」，請求法界諸神相助，每下一針念1次，想讓這位外科醫生的藏象系統，藉由經絡系統歸位，重新與他個人宇宙場的頻率接上。

寬恕和愛能使業力輪郣之輪停轉，我試以強大的念力，向這位醫生身上另外空間的靈體，發送「眞善忍好」的慈悲力量。唸完我自己也一陣天旋地轉，好像累癱了，心想我不能被打倒，咬著舌尖，捏左小指指甲兩側，再度振作，向靈體溝通：「對不起！請原諒！他是醫生，他在救人，請你們放人，謝謝你們！」通常中邪，處方甘草瀉心湯，而桂枝龍骨牡蠣湯，收驚效果很好。但見這位醫生脈弦緊，面晦暗，所以開處方：柴胡桂枝乾薑湯，加當歸芍藥散、柏子仁、木香、藿香以鎮肝袪邪收魂氣，並稍補氣血，振心陽袪陰氣。

回頭看看外科醫生，竟睡得很甜，出針時容光煥發，前後判若二人。2周後複診，他恢復英雄本色，能吃能睡，又生龍活虎了，想要再來針灸和拿一個月的藥。我和他交流了一下，並給他一些建議：「作手術時，手拿刀，要心生慈悲，藉由治療病人的痛苦也療癒自己。要眞正的澈底的釋放自己內在的痛苦，讓靈性重生。」高手過招，點到為止，不知道他是否會意？

關於治療中發生的事情，他什麼都不知道，我也沒向他說，擔心會增加他的心理負擔，或是他也無法理解。第3次回診，在眼神交會中，想讀出他內心的轉變。當年釋迦牟尼佛問彌勒菩薩，一彈指間會有幾念？彌勒回答說會生出320兆念頭。我要如何在天文數字中走出迷惘？但有捕捉到他的心念已轉變，就面色脈象看過後，我告訴他，他已完全康復，結束療程。臨走前，他來道謝，笑著說：「有空還想再來給你針灸，針灸好舒服哦！」

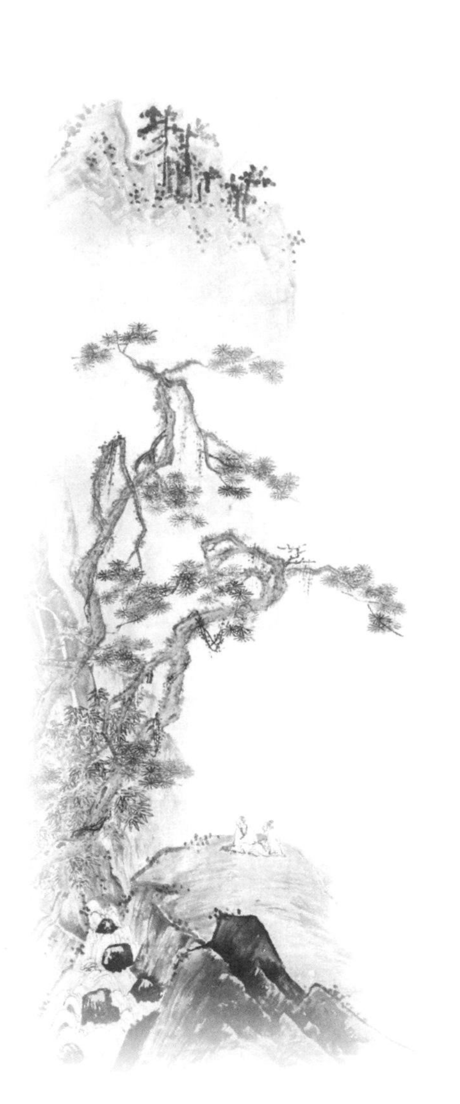

限時專送

多數人給新人最佳的祝福是：百年好合，白頭偕老。如果近百歲結褵對象還在，老年有老伴，是很幸福的，很令人羨慕的事，但是白頭偕老是一門大學問，屆時兩人返老還童，變成老頑童，不是快活，就是折磨。

一位90歲老媽媽和93歲的老爸爸，還可以自由行動，但無力做家事，子女全都在外謀生，所以請了一個外勞照顧兩老的生活起居。老爸爸喜靜，整天黏著老婆，像小孩黏媽媽一樣。一下子沒看到老婆，就一直叫老婆名字，一直找。老婆外出買個菜，也一直催怎麼去那麼久。老媽媽性格外向，喜歡外出找朋友，或看看青山綠水，只要外出就像快樂的小女孩，可是一旦回到家，就會被老公叨叨唸個不停。久而久之，溫暖的窩變成火藥庫，老媽媽內心煩悶，衍成憂鬱症。

老媽媽的頭腦還很靈光，只是腰腿酸麻痛無力，兒子從南部回來，帶她來看診。見她一張苦瓜臉，訴說著從頭到腳的不適，骨質疏鬆得很厲害，一直在嘆氣，活得很累，有些事也不方便對兒女說。有一次看診，兒子有事無法載她來，她就自己坐計程車來。話匣子打開，就是「天長地久有時盡，此恨綿綿無絕期。」訴說著婚姻的枷鎖，老公對她多方的限制，都快窒息了。並說她最快樂的事，就是來看診，看到醫生，說說話，針灸後，精神就好很多，喜歡來看診。

我拉著老媽媽的手，對她說：「老媽媽，您不是骨質疏鬆症，您的骨頭就像樹的年輪，一年留下一輪，那是您來地球旅世的足跡，只要不要過度耗損，好好的保養，用上一陣子應該還可以。兒女都各自成家，有她們的責任要承擔，您要堅强一點，您自己的人生要自己負責，不要成為子女的負擔。您要不要轉念一下？回想這一生，該過的都過去了，要不要靜下來想一想？人生的價值何在？剩下的時間過修行的日子，等您回天鄉見到老祖宗時才有個交待！」老媽媽愣愣的聽著。

針灸處理：老人預防退化太快，針百會、四神聰穴；腰腿痛時，針腎俞、秩邊、環跳、委中、陽陵泉穴；人老腿先老，平日保養腿力，針伏兔、梁丘、足三里、陽陵泉穴。心氣不足引起整日頭昏沉沉，走路微喘，是一種腦力的退化現象，針內關穴；腎是老年的根本，固腎，使心腎相交，腿就能使力，針關元、氣海穴，兼治夜尿多次；開四肢關節機關，針合谷、太衝穴；情緒起伏煩躁，針神門、太衝穴。

最後問她要不要針湧泉穴，強腎補腦，老媽媽竟然一口答應說好，用5分針微刺激，她沒有哀叫，真勇敢。囑咐她能走要走一段，能站要站一下，可強心，讓腦血流動通暢；不要整天坐著或睡著，久坐傷肉，久臥傷氣；也不要整天在外遊玩，耗損精氣神，留點老本省省用。

兒子買了一本《拍案叫絕——中國針醫術》給老媽媽看，原本喜歡外出，坐不住的她，突然變得安靜，在家靜靜的看書。90歲的老人，還能看得下書，真不簡單！有一天老媽媽預約看診的時間沒見到她的人影，卻接到一封限時專送信，是老媽媽寫的，90歲老人家還會寫信，太不簡單了！

信上說：「有幸作你的病人，看到溫煦的太陽，為真善美發光，一帖拍案叫絕，悟！悟！悟！……」見她字跡清秀，筆勁還可以帶到字尾。內心祝福老媽媽心靜新境，恬靜安度餘生。

終生大事

人生有二件終身大事，一是選擇伴侶，一是往生的終身大事。多數人對選擇對象投入很多心血，至於結束生命時的大事則忌諱少談。隨著死後捐贈器官、大體和辦理後事保險的興起，喚起不少人對「終生」大事的關注。

一位70歲的貴夫人，隨夫婿的外交單位派駐國外，住了27年後，告老返鄉而回國定居。剛回來還不適應台灣氣候和環境，以致徹夜不眠，腸胃悶脹，足心熱，眼睛黃斑部病變而視力模糊。最大的問題是右耳膜破了，一直在流水，變成重聽。當她來求診時，舉止優雅，穿著淡雅而不失時尚，說話溫文有禮大方，果然是訓練有素的外交官夫人，不同凡響。

針灸處理：失眠問題一定要先解決，才不會影響其他器官的修護，針神門透陰郄、通里、靈道穴，一針透3穴、神庭透向印堂、本神透向眉毛，全用有神字穴位，以能穩定神氣不要渙散，才不至受干擾；眼睛問題，針睛明、攢竹、球後、太陽、養老穴；腸胃問題很重要，因為土為萬物之母，能吸收，運化功能啓動，作戰有了後糧，作戰力就可提升，針中脘、內關、公孫穴。

後備後勤的裝備都準備好了，開始進攻主戰場—耳朵。耳膜破，要改善頭部微循環，針百會、風池、頭維、角孫穴；促進耳道循環，針中渚、內庭、聽宮、聽會、翳風、中渚穴輪用；耳為腎竅，補腎加强水液代謝功能，針太谿、氣海、關元穴；耳膜破而水流出，為水不歸經，健脾以利濕，針三陰交、陰陵泉、足三里穴；足心熱是腎經氣洩、腎水寒之象，針太谿、湧泉穴。

剛開始針灸，貴夫人每天報到，10天以後隔日針。一個月後一周針2次，針了28次，歷時3個月。每次她都可以感到自己的進步，回西醫複診，耳鼻喉科醫生驚訝的說：「沒見過70歲的耳膜還可以修護。」貴夫人歡喜的回答：「我很幸運遇到一位很棒的中醫師！」其他問題也都一一迎刃而解。日後，不定期來作針灸保養。

有一天，貴夫人表情很嚴肅的說：「醫生，我今天要鄭重的跟你講，我的終生大事。」那個表情和語氣，好像要發生什麼大事，我問：「妳有什麼終身大事？」她接著說：「醫生，我給你3年時間。」她停頓下來在思索，我好奇的問：「3年時間要作什麼？」貴夫人表情緩和下來，還面帶笑容的說：「我打算3年後要去見佛祖。」她說得高興，我聽得霧煞煞的。

她接著說：「醫生，我給你治療後氣色好看很多，我想花3年時間，請你幫我弄漂亮一點，人世的生活我過膩了，我再保養3年，就要去佛的世界了。」我望著她說：「那不是妳說了算，想要見到佛祖的面，要看妳有沒有修到可以去見佛祖的層次，要能走出三界外，不在五行中，從我們所在的物質空間中解脫出，達到超凡入聖的境界才行。」她眼瞇瞇的說：「我每天都在念經。」

就照她的意思，作整體的調解，加强面部的修復，有皺紋的地方，橫針；去斑美白，針合谷、迎香、血海、築賓穴都派上用場了。針灸完，貴夫人又心急的跑來說，她的話還沒說完，接著說：「我真的很鄭重的告訴你，我的終生大事，我下定決心，從今以後我只給你看病，不論發生什麼症狀，我只給你看，不給別的醫生看，更不看西醫。我交待了先生，也寫下切結書，以後身體發生重病或病危狀況，不送西醫，不急救，不氣切，不插管。我怕這樣的切結書是否有法律效果？考慮先生如果到時候不作處理，會不會觸法？我還去上了法律課程。」

她一口氣把話說完，神色飛揚，露出微笑，像天真的小女孩說：「醫生，你可不可以把我調得漂漂亮亮，清清爽爽的，使我有好看的一身去見佛祖，不能醜醜的去見佛祖哦！」我見她一副真誠的樣子很是感動的說：「佛祖看的是妳一顆漂亮的心，不是看妳有沒有漂亮的外表，光是對外在美的執著，那個凡心，妳就見不了佛祖。人往生的時候肉體皮囊會毀壞腐爛，要修煉修行，讓身體每個細胞都被高能量物質所取代，返本歸真，才能不受這個空間物質的制約，自然就有比人皮還漂亮的外表，才可以見到佛祖。」要離去前，貴夫人回頭又說了一句：「我的終生大事就拜託你囉！」

之後，她定時為了她的終生大事，快樂的像準備辦喜事的心情來針灸保健。

變臉

當人出生時，父母給的身體，五官五臟俱全，潔白無瑕，連個芝麻斑點也沒有。隨著年齡成長，有人就變臉了，五官有不全，眼突、眼凹或眼盲；鼻歪或塌了；嘴歪、頭歪或凹陷；腳跛了或截肢；手趾、腳趾、關節、脊椎變形；皮膚有各式各樣的斑點、疹瘡；有人內臟萎縮、腫大或切除，這是為什麼？

一位42歲男士。身高178公分，眉濃眼大，唇紅，面及膚色是光澤的銅色，走路虎虎生風，說話聲宏如鐘，魁梧壯健，英俊瀟灑，酷似少女心目中的黑馬王子。但人不能貌相，這位俊男仗勢年輕，喝酒，抽煙，吃檳榔，熬夜，一大早喝冰水。儘管老媽再三規勸改掉壞習慣，身強力壯的少年郎，根本聽不進去。揮霍青春幾年後，這位帥哥戴著口罩來看診，這是怎麼回事？

當他把口罩拿下後，如果不是曾看過那張原本俊美的臉，很錯愕的難以接受面前毀容的慘狀。他左臉頰凹陷色黑如焦，口只能微張，說話聲小，只見右邊臉有表情，嘴唇像千斤頂一樣難撥動，也無力咀嚼食物，只能喝流質，口乾到痛，失眠，眼神哀怨而無力，體力弱到無力氣工作。俊男變臉，醜得連自己都不想照鏡子，更不敢出門，對親朋好友都躲得遠遠的！原來是他得口腔癌，手術切除、經過化療後的慘狀！

我問他：「你會不會後悔以前菸酒、檳榔、冰水的荒唐日子？」他沙啞又吃力的說：「現在什麼都戒了，哪裏知道會這樣？早知道打死也不敢耍帥！」我接著說：「唉！千金難買早知道，後悔沒有特效藥。你是不是要勇敢的站出來，把自己慘痛的教訓告戒年輕人，很多不知天高地厚的少年人，正在步你的後塵！」他聽了低著頭沒說話，一會兒他回答：「醫生，你要先讓我能張嘴！」

針灸處理：化療後的重點都在扶正氣，撥亂反正。首先補氣，針氣海、關元、百會穴；頭面陽明經分布廣，補土是扶正的重心，吃得下，消化得了，與癌的作戰力才能持久，針合谷、足三里、中脘穴；左頰手術後，纖維化硬得像石頭，說話面無表情，是因為這裏的肌肉失去彈性僵住了，也難開口，針俠谿、陽谷、下關、頰車、迎香穴；聲音沙啞，針魚際、中渚、上廉泉穴；張口不利，針天容、地倉、大迎、承漿穴；吞嚥不利，針外金津玉液、天突穴；口乾舌燥，針中渚、合谷、復溜、太谿穴；重症一定要預防感冒，針風池、曲池、合谷穴；失眠，針神門、大陵穴。

帥哥每次來診，就是一張苦瓜臉，充滿恐慌的白眼珠，總是問：「我會不會復發？轉移？會不會去見上帝？孩子還在讀書呢！」有一天，我鄭重的向他說：「身體遭化療重大破壞後，重建需要時間。恐懼會傷腎氣，驚怕會傷心氣，會使心所藏的神明渙散。心為君主之官，代天行令。人樂觀，意志堅強，有戰鬥力，腎精就會上濟心神，分泌一種特別的賀爾蒙，可以抵抗重大疾病。你的心情我很瞭解，就看在孩子還小，免父母擔心的份上，你要好好的活著，知道嗎？」頓時他的眼眶濕潤了。

心魔從來就是助病魔為虐，摧殘著強烈執著的人。害怕也是一種強烈執著，誰能破繭而出，誰就能從病苦中解脫出來！這實在是一件不容易的事！面對愁雲滿佈的帥哥，要如何解套？我說：「人的出生和往生，肉體只是一個載體。當往生時，只是像脫一件衣服般的脫掉分子層肉體，真正的本人、本我、本體或說靈魂並沒有死，只是到了另外的空間，等待神的發落。」雖然他聽了似懂非懂的，但至少表情不再眉頭緊皺。

我接著說：「人的壽命是定數，生死簿在閻王殿裏，你不會因生這個癌症你的壽命就減短；同樣的，也不會因為你的癌症治好了，你的壽命就延長。要讓天壽突破天定之數，只有修煉，你看古時候很多修煉的長壽人，上百歲，甚至幾百歲的。不論壽命長短如何，差就差在你活著的時候，你是不是過得自在、快樂，這就操在你的手上，一念之間。哀怨也是一天，快樂也是一天，樂觀是特效藥。」這時他的表情整個鬆懈下來，若有所悟的笑了一下。

之後，他來門診也變臉了，開始有了笑容。針了4個月半，已可以正常說話和吃東西，但張口有一定極限，啃甘蔗就不可能了；面頰凹陷處漸長些肉，黑顏色漸退去轉潤，但笑起來，左頰表情怪怪的，晚上已能安然入睡，繼續針灸保健。

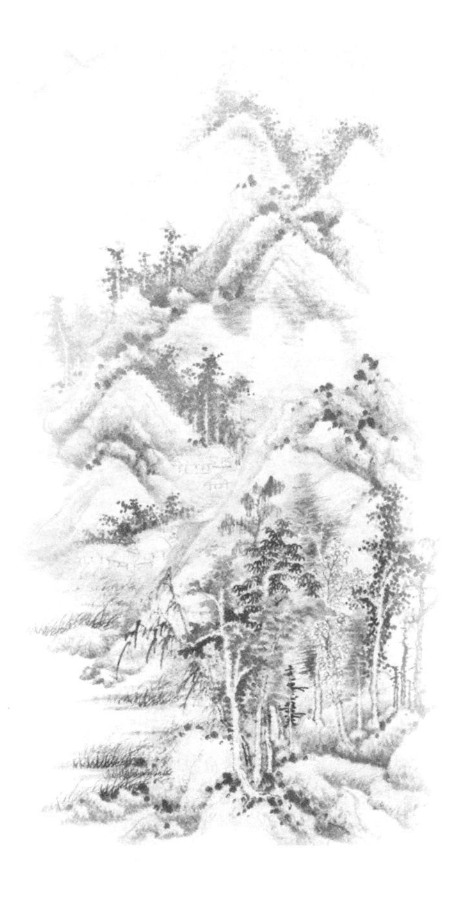

牙齒感冒

看牙醫是許多人的夢魘，儘管牙醫診所儀器一直在提昇，仍然很多人望而生畏。

一位68歲的阿伯，全家人都在美國，因為不習慣異國他鄉的生活，獨自在台灣定居，定期去美國省親。他意識到一個人，旁無親人照料，必須靠自己好好保養身體，於是勤於到圖書館，借閱有關養生的書籍。直到有一天借到一本《拍案叫絕——中國針醫術》，還沒看完，就欣喜的來看診，說是終於找到可以信任的醫師作健康的保健。不曾針灸的阿伯，欣然的接受針灸式養生，定期作針灸保健。

有一天看阿伯眉頭緊皺，問他哪裏不舒服，阿伯說牙齒痛得要命，已在牙醫那裏看過3次，說是蛀牙，牙齒都清理過了仍在痛，醫生說要抽神經，拔牙齒，他聽了非常恐慌，他想留住牙齒，就問：「醫生，可不可以幫我治療牙齒？我痛得沒辦法吃東西，也痛得睡不好。」我回答說：「中醫說牙齒是腎氣管的，年老的人拔牙像拔根一樣，臨床上看到不少年長者拔牙後動搖了腎氣根本，有人因此而健康下降。」

我檢查他的牙組織，左下痛牙，牙床色淡，應該是腎經氣寒，腸胃虛，虛而無力袪邪出境，切其脈浮緊，有受到風邪入侵，也就是說牙齒感冒了，另外可能消炎止痛藥吃多了傷到心氣、腸胃及腎氣。阿伯眼巴巴的望著我說：「針灸可以治牙痛嗎？」

針灸處理：老人針灸一定要先補陽氣，針百會穴；牙齒屬腎，補腎，針關元、太谿穴；牙床與腸胃有關，陽明經弱，針足三里、內庭穴；促進牙周循環，疏通周邊經絡，針頰車、三間、二間、迎香穴，其中頰車穴，針下得氣後，提至天部朝左下方痛牙方向行氣，放射針感至患處；解毒，針曲池、外關穴；袪風邪，針風池、合谷穴，其中合谷穴，先針至地部貼骨，以骨治骨，往手腕方向强刺激，牽引牙邪氣，再將針提至皮下天部，往食指方向瀉邪氣。

針完，阿伯說牙痛減輕大半，高興雀躍的像小孩一樣。我請他用天羅水10分鐘噴痛牙1次，按合谷、二間、三間穴。可用白蘿蔔磨成泥，放痛牙根部；或用鹽直接塗痛牙；或用鹽水含痛牙5分鐘後吐掉；或用鹽醃茄子，用痛牙咬，或用棉花沾薄荷擦痛處。

阿伯針灸後，晚餐已稍可進食。飯後即開始每10分鐘噴牙1次，按穴1次。原本痛牙摸不得，喝冷熱水都不舒服。不知不覺處理了一段時間，試摸一下痛牙，竟不痛了。高興的想確定一下，牙真的不痛了嗎？用力敲牙，真的不痛了，喝水也不酸軟痛了，就安心的睡覺去。

第2天去看牙醫，阿伯告訴醫生說，他的牙齒已不痛了，可不可以不拔？醫生不相信，上次看他還痛得哇哇叫，怎麼要拔牙就說不痛了，是不是怕拔牙之故？於是醫生先檢查蛀牙，傷處好像好多了，再用器具敲一敲牙，阿伯一點痛的反應都沒有，確定他的蛀牙已痊癒，好奇的問他：「你去哪裏作了治療？」阿伯豎起大拇指跟醫生說給一位趏棒的中醫師針灸的，還推荐牙醫師去給這位中醫師保養身體。這位留美的牙醫師直嘆：「針灸竟這麼厲害！」

阿伯事後到診所道謝說：「醫生，太感謝你了，救了我的牙齒，好險啊！差點被拔掉！」連我自己也很驚訝怎麼效果那麼好！中華兒女真幸福啊！有那麼珍貴的老祖宗遺產。

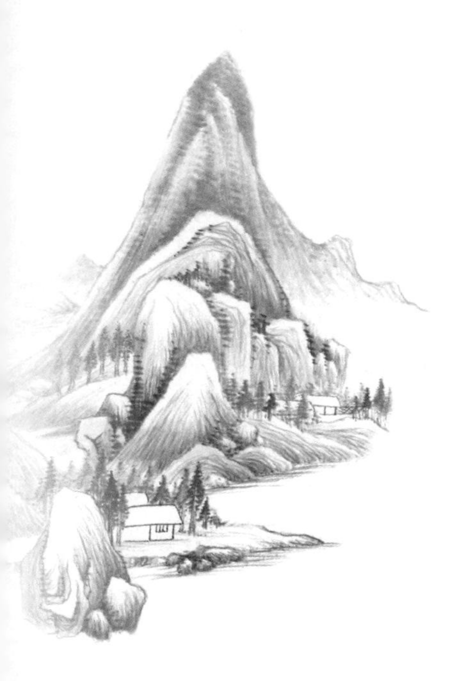

咄咄逼人

在掛號的隊伍中，有一位女士直喊喉嚨痛、頭痛得無法站立，櫃檯小姐見狀，進診間問可不可以先幫她看。

從南部來的56歲瘦小女士，臉色發白發青，嘴唇紅絳，痛苦的臉扭成一團，一進診間就說：「喉嚨痛得要命！」我檢查一下，她連張嘴都覺困難，好不容易張了口，一看整個喉壁、面頰內側近喉處，紅腫得厲害，只剩一個小口，連水都難以吞下，更不用說是食物，正發燒39度，陪同的先生說病發前已咳嗽近4個月。

這是急症，急下針，刺少商、商陽穴出血，瘦弱的她，出血只幾滴；針天突穴，用疾進徐出法瀉火熱；深刺合谷透勞宮穴，以瀉陽明火旺；孔最穴為肺經郄穴，是治喉要穴，針之並宣通肺氣；加針中渚、曲池、內庭穴去熱毒。針完30分鐘出針後，她跑來診間急著說：「醫生，我喉嚨還是很痛，可不可以再針一次？」我告訴她：「妳的元氣、胃氣都很弱，短時間恐怕承受不起連續2次強刺激。」先開處方：銀翹散、普濟消毒飲，加魚腥草、蒲公英。先服兩包，之後2小時服1包。

她離去後，我一直掛念她的病狀，也一直思索為什麼她針後一點都沒改善？第2天她旋即來門診，剛上診，就見她慌張的說：「喉嚨還很痛，無法吞藥。」我請她用舌頭舔藥，借由口水溶化後慢慢嚥下。針灸處理：先針百會穴提氣上升，並鎮靜精神；在少商、商陽穴放血；為防苦寒藥傷胃損正氣，針內關、足三里穴；調解免疫系統的作戰力，針風池、曲池、合谷、三陰交穴；其他針法如前。再開處方：黃連解毒湯、芍藥甘草湯，加山豆根，與前方，2小時交替服用。針灸完，她說喉嚨有鬆一點點，但還是在痛，體溫下降至37.8度。

門診結束後，家人送她去大醫院急診。醫生叫她馬上住院，要照電腦斷層掃描，並作切片，要將喉嚨腫組織作手術切除。醫生說她的病情很嚴重，很危急。可是她堅持不肯接受西醫治療。醫生很驚訝的警告她說，如果不立即手術，一旦喉內的膿爆破，流到腦部或肺部則不可救。但她仍然不為所動，醫療人員急得咄咄逼人，說他們都是這樣處理這類型疾病，只有她不配合就醫，警告她後果自己負責。家人都急得團團轉，全面一面倒的強力主張配合醫生的手術。

第4天第3診，她由妹妹陪診，還沒等我開口，妹妹就聲色俱厲的質問我：「姐姐不肯接受西醫的治療，只肯給你看，你到底有沒有把握把我姊姊的病治好？是不是應該叫她去給西醫治療……」連問幾次，興師問罪，咄咄逼人，有如河東獅吼。姊姊在旁很痛苦、很尷尬，不知如何是好。我按捺著看老妹怒氣衝天的臉和充滿殺氣的眼神，我差點「拄杖落手心茫然」，心想：不知道是世風日下，還是老天要來考驗我的心性？

我先檢查姊姊的喉頭，紅腫稍退，還可以少量進食，而且沒有發燒，知道病情應該已控制住了。我心平氣和的對老妹說：「如果照西醫說的她的膿有那麼嚴重，應該會發燒到39、40度，這是基本常識，但妳姊姊現在沒發燒；而且喉嚨腫痛不一定會有膿，即使有，也不一定會跑到腦，跑到肺。要看哪個醫生，由妳姊姊自己決定，那是她的身體。」我也不知道病人為什麼那麼堅持給我看？她是初診病患，以前沒來過，而且一、二診病情減輕不多。她身受病苦，瘦小卻抵擋得住周圍親朋好友强大的壓力！

第5天第4診，她的喉痛已減輕大半，腫也消了一半，針灸處理如前，不放血，處方：黃連解毒湯，茵陳蒿湯，芍藥甘草湯，加山豆根、魚腥草，一天服藥改4次。第7天第5診，她的喉嚨已完全不痛了，紅腫全退，扁桃腺看起來有大了一點，可完全正常飲食。她笑著離開診所。第9天第6診，她的警報完全解除，針灸改常態保養作為收尾收功。

咳嗽13年

《內經》說：「五臟六腑皆令人咳」。所以咳嗽很難治，每一個人一生都會咳嗽。肺是嬌臟，不耐外邪風、寒、熱、燥、濕的侵襲。咳嗽本是人體的防衛機制，即當受外邪入侵，由表淺深入內裏時，利用咳嗽將病邪驅除出境，有人咳一咳就康復了，怎麼會有人咳嗽13年，還好不了？

一位56歲的年輕阿婆，在家帶孫子，因為一直在咳嗽，惹得兒子擔心孫子被傳染，催她去看醫生。年輕阿婆身高153公分，體重卻66公斤，來診時，眼泡浮腫，下眼袋很大，面虛浮，手腕、腳踝處輕按就有水紋，張口就滿嘴口水，舌苔白滑，很容易疲倦，吃不下，也怕胖不敢多吃，大便黏而不成形，頭老是重重暈暈的，腰常酸，胸部悶重，咳嗽痰多稀白而黏，有時咳即滲尿。

第一句話我就問她：「妳是不是常大量喝水？」她像所有人一樣的反應，立刻回答：「醫生不是都叫人要多喝水？」我接著說：「妳喝的水量超過心、脾、腎的代謝量，就會變成水毒，不但容易腰酸、腹脹、胸悶，而且會演變成飲症，飲症久不化，日積成痰。妳把手浸在水裏10分鐘看看，手會不舒服以外，還會產生似脫水的皺摺。好像妳走在水裏，是不是走不快也不順？妳把細胞浸在水裏，它會不舒服，也很難工作。從現在開始，妳每半小時含一口水，分3次呑下。」她愣愣的聽著，好像有道理。

我再問：「妳是不是很喜歡吃水果？」她眉開眼笑的回答：「我最愛吃水果，每天都要吃很多水果，沒有水果活不下去，水果可以讓我漂亮。醫生不是都說，感冒要多吃水果，多攝取維他命C嗎？」我接著說：「如果妳說的對，為什麼妳咳了13年還沒好？維他命C吃太多，會使血中的鐵原子增加，容易得心臟病；也會傷腎，容易潛血尿。水果的甜份、水份很高，日久變成水果積滯，妳沒有變漂亮，而是變浮腫。水性寒，而大部份的水果性多寒，寒的特性是降，水果攝取適可而止，多吃後，妳的眼袋重，眼皮下垂，乳房下垂，子宮也容易下垂，皮膚也容易鬆弛下垂。」

她聽了有點不服氣的問：「那怎麼會有大和尚，每天只吃水果或香蕉過日子？」一般人對事情的看法，容易陷於表象。我望了望她，停頓一下說：「妳說得對。廣欽和尚，號稱水果師，他是以水果維生，但他是修行人，修練到一定層次，身體的細胞已由高能量物質代替，他可以藉由藏象系統（魂神意魄志），透過經絡，在宇宙中進食。凡夫俗子就要受到這個物質空間的制約。從今天起，妳除了芭樂，1個月內其他水果暫停。」她面有難色。

針灸處理：脾為生痰之源，肺為儲痰之器，久咳上傷肺，中傷脾，下傷腎。宣肺，針太淵穴；肺腎陽虛，針照海、列缺穴；升清降濁化痰飲，針足三里穴，化濕降濁，加合谷穴，針感向上朝肺，透邪外出，形成一升一降，化痰飲；咽癢而咳，針中渚、雲門、華蓋、膻中穴輪用，請她用空掌輕搥中府穴，散痰濁，每次搥36下；痰濕，針豐隆穴；腎氣虛，膀胱鬆弛無力，補腎兼治滲尿，針氣海、關元穴。

處方用藥：感冒初期，邪盛咳亦盛，咳是為了宣肺利竅引邪外出，不可用止澀藥收咳嗽，會造成日後咽喉老是癢癢想咳，又咳不爽的現象。如今咳久已傷肺、脾、腎，調腎，溫陽通竅用麻黃附子細辛湯；祛外邪裏飲，化痰飲，從小便出，用五苓散，加乾薑、半夏、五味子、紫菀、款冬花治咳。

另外食療：用洋蔥一顆對切四半，放碗內不加水，電鍋外鍋放2杯水蒸服；用香蕉，皮已見黑點的香蕉肉燉冰糖少許，或酒2滴，電鍋蒸服；用蜜浸蒜頭一個月，每天吃一顆；用熱甘蔗汁稀釋一倍，加薑片或薑汁少許、金桔、檸檬片，當茶飲；用檸檬整粒洗淨，晾乾放入玻璃瓶內，入鹽塞滿空隙，漬3個月後，取出檸檬曬乾後切片，每次1至2片含口中，渣可吃。大蒜9瓣，冰糖少許，一碗水8分滿，加蓋，燉15分鐘，喝湯。

年輕阿婆雖然很不習慣突然改變喝水習慣，尤其是水果的禁忌，更是翻天覆地的革命，但更怕兒子的嫌棄，乖乖的認命。第二次回診，我驚訝的見她煥然一新，面浮腫、眼袋都有減輕，她說人變得輕快，有精神，最重要的是咳嗽次數減少了。治療一個月後，只偶爾咳，忍不住也會偷嚐「禁果」。每次都要等兒子休假，才能帶她來看診，因為兒子很忙就結束療程。

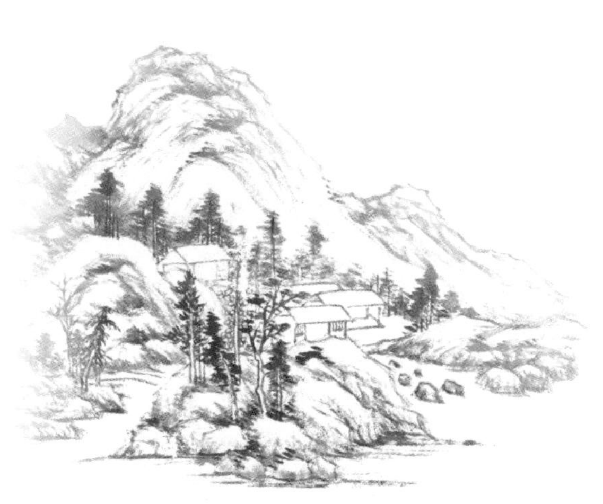

怒目眼睜

眼睛為肝之竅，即肝開竅於眼，肝又藏魂，所以說：眼睛是靈魂之窗。眼睛很會說話：有些人有眼無珠，眼高手低，目中無人，目光如豆，面目可憎；有些人眉清目秀，慈眉善目。這花花世界充滿了五光十色，很傷眼睛。電腦3C產品時代，使得有眼睛疾病的人越來越多。

一位48歲的家庭主婦，並不需要用電腦工作，可是卻常眼睛脹痛，左眼漸漸突起，日久凸如青蛙眼，眼睛乾澀痛，頭脹。到處去作檢查，結果都正常。中西醫的治療也沒停過，已經5年了，還是沒什麼進展，或說效果令她不滿意。

當她來診時，穿著高雅如貴婦，左眼如龍的眼睛，眼球直逕和眼眶內眼窩空間不成比例，比起右眼大約三分之一。張眼時，白珠露出較多，好像瞪白眼看人，怒目眼睜的，以為她在生氣。加上她緊繃的臉，很少眨眼，使人很不舒服，會想避開她的眼神。她的表情看去很驚慌的樣子，應該是眼睛黑白比例所造成的錯覺。

一般眼突，首先會想到是甲狀腺亢進，其實甲亢的人有一半不會突眼，而且如果會突眼多數是雙眼。一般單眼突，可能是眼窩內長腫瘤，神經瘤，血管瘤，淋巴瘤，淚腺腫瘤，腦膜瘤，視神經膠質瘤，神經鞘瘤，眼眶肉瘤，皮樣囊腫。或血管異常，動靜脈畸型。或眼窩發炎，蜂窩性組織炎。或眼窩出血等原因，一旦眼窩內組織水腫，肌肉肥大，脂肪增生，把眼球往外擠出，就造成眼凸。

眼睛突出後，使得角膜，結膜暴露於外，眼淚易蒸發而出現乾眼，畏光，角膜炎，眼紅。日久角膜皮毛缺損，容易細菌感染，造成角膜潰瘍。因眼窩結構改變，使得控制眼球運動的眼外肌受到損傷，而造成斜視或複視。如果更嚴重，眼窩組織腫，會壓到神經，造成視神經萎縮，最後導致失明。

這位貴婦目前只點眼藥水及人工淚液。但眼藥水多含防腐劑，過度或長期使用，也會傷眼球組織。診察之後，發現問題出在肝，肝主疏泄，情緒的條達。她的脈弦滑，眼神閃爍。既然不必負擔家中經濟，那麼壓力會來自哪裡？病人剛開始治療時，總不願吐露實情。

針灸處理：首針肝經太衝、行間穴解肝鬱。眼的肌肉由脾所主，針脾經三陰交穴，兼調肝腎氣。排解視網膜水氣太重或水腫，針太谿、陰陵泉穴。肝主筋，亦主怒，怒張的眼，也是筋的失常，肝膽經互為表裡，針膽經陽陵泉穴，因為筋會陽陵泉。調解眼周微循環，針目窗、攢竹、陽白、魚腰、絲竹空、晴明、四白、太陽等穴輪用，使十二經365絡的氣血各自歸正，而自行修護眼窩內病變。易情緒波動，針合谷穴兼治頭面諸疾。

囑咐貴婦：每天捏拉攢竹、絲竹空穴。眼乾澀脹，用冷熱毛巾交替敷眼各一分鐘，或用茶包微溫敷眼3至5分鐘，平常噴天羅水取代眼藥水。勿吃辛辣、薑、咖啡、烤炸、太鹹食物。喝水半小時含一口就好，水太多，吃太鹼易致水豬留，使眼凸更增加。可用決明子炒至微焦，煮水當茶喝。或用帶殼龍眼乾12粒、紅棗4粒、枸杞2錢、水800至1000毫升、電鍋外鍋一杯水燉服。

出外要戴墨鏡，避免强光、風沙、灰塵入眼。不要低頭提重物，也不要長時間向上看東西，會拉扯眼肌更凸。不要揉眼睛或到很擁擠的人潮，避免細菌感染。減少講手機，儘量用簡訊取代。手機的電磁波遇到金屬眼鏡框，會折射入眼內及腦內，造成腦的溫度升高，使得眼乾澀脹更嚴重，金邊鏡框又更厲害。智慧型手機，讓眼睫狀肌易疲勞。

這位貴婦很怕針，但又很急，語氣近乎質詢的問我：「怎樣才可以最快治好？」突眼的難看令她快發狂，看她高傲的表情，不知道她是否願意繼續接受針灸？我堅定的說：「妳最好每天來針。」第二天她再度出現，說眼睛刺痛脹，頭脹有舒服些，之後她每天或隔天就坐高鐵和計程車從北部來治療。有時我會觀察病人候診時的情況，作為診察和治療的參考。有一天我聽到她因為一件小事竟用手機罵服務員，聲調用詞都很嚴厲尖酸刻薄。

針灸第5次，突出的眼睛開始向內縮。看她驚喜的樣子，我想時機成熟了，就開口：「小姐，妳的病全在妳的性情出了問題，妳急躁，以自我為中心，心中很多怨氣。怒傷肝，肝經鬱結，致使經絡失調，使上行眼的肝血不足，肝筋伸展不利，造成妳的眼睛突出，如果妳想讓眼睛快點好，妳自己才是最重要關鍵。」話還沒說完，只見她熱淚滿眶，說婆婆一直整她，先生不諒解。

我回答她：「妳搶了她前世情人的愛，又是獨子，婆婆難免心裡不平衡。婆婆對妳的態度是一級傷害，妳又將她的傷害加諸於自己的身體，造成二級傷害，痛苦的只有妳自己，很划不來。如果環境不能改變，妳就轉念，把服侍婆婆當作義工，還可以積功德消業。」她眼睛一睜，若有所悟。

下次再看到她時，臉部表情緩和許多。針第8次突眼回縮一半，眼白減少露白，針第12次，大致歸位。講話激動時，眼白會露白較多，左眼看起來還是比右眼大一些。佛家說：只一個俗念頭錯做了一生人；只一雙俗眼睛錯認了一生人。眼前所見皆為幻象，教人勿太執著。

小頑童大鬧水晶宮

人類的科技在不可思議的突飛猛進。五官中，耳聾了有助聽器，不會呼吸有氧氣罩，不會吃飯有鼻胃管，不會講話，有手語，唯一的遺憾，眼盲了有代替品嗎？

一位4歲的小男孩，精力旺盛，活蹦亂跳；他除了睡覺，整天像沖天炮，到處發射他的活力，沒有他想不到的遊戲，什麼都可以玩。因為爸媽都上班，所以他就在家給阿婆帶，有一天，小腦袋東張西望，探索所有可玩的新鮮事，他隨手拿了媽媽用來修指甲的小長片，曾看過媽媽用它在挖指甲，小頑童好奇的學著照做，感覺不太好玩還有點痛。小腦袋突發奇想把小長片戳到眼睛裡，看會怎樣？大鬧眼中的水晶宮！

奇怪！小頑童的眼睛沒有流血，也不會痛，所以也沒有哭，沒有引起大人的注意。辛苦的媽，一下班回到家就衝進廚房做飯去了！最後是爸爸發現孩子的左眼怪怪的，一問之下，不得了！驚慌的立即去教學醫院掛急診。醫生見狀，診為外傷性白內障，水晶體已嚴重混濁，十萬火急，立即推進手術房開刀，摘除已受損的水晶體，把眼角膜縫合。

手術後，醫院向健保局申請給付人工水晶體，2次都被退件。家長轉求另一家大醫院，再次申請人工水晶體，這次很順利，很快就核准下來。醫院立即進行植入手術，手術很成功，但視神經萎縮，西醫宣告他左眼終身失明。天啊！才4歲，前途就失去一半的光明！

父母上網查尋，看看是否有其他的救治希望？有人建議看中醫，事發5個月後，23歲的媽媽，帶他來看診，手裏抱著小弟，另外還牽著一個大弟。小頑童沒有驚恐的樣子，說到要針灸也沒有害怕，沒有拒絕，針灸時更沒有哭！多麼特別的孩子！這些特質是大將之材的萌芽！老天給他磨鍊的第一道關，竟那麼猛烈而殘酷！

上天給人看東西的構造，機關重重，當光線刺激眼睛，先在透明的角膜產生屈折，進入前房，虹膜如光圈，依光線強弱使瞳孔收縮或放大，然後在水晶體產生第二次屈折，如透鏡，進入玻璃體，最後到達網膜的視神經細胞，傳導到大腦產生視覺，看清物體。這些中間過程都不能出差錯，否則會花非花，物非物。能看清東西是多麼大的工程！能有視力是多麼幸福的事！可是佛家卻說，人所看見的東西都是幻象！這是否也是上天的造化，是不是不透過這些重重機關，所看的才是真實的，那是天目嗎？

就病情而言，小男孩已過了醫治的黃金期，但孩子為純陽之體，自行修護的機制尚活躍，生命力强，就盡人事聽天命了！視神經萎縮，就是構成視神經纖維的軸索、髓鞘，漸萎縮甚至消失，會造成視力減少，視野縮小，左右眼睛瞳孔大小不一，或喪失眼睛的明暗感，或喪失瞳孔擴大縮小的調節機制。

針灸處理：視神經萎縮特別穴是上天柱穴，位於風府穴旁5分左右，按壓痛處較明顯處即是；促眼周循環，用梅花針，或同時手持3至5針，扣刺眼眶周圍，再針睛明、球後、瞳子髎、絲竹空穴輪用；視覺傳導路線的開通，針百會、目窗、天柱、風池穴輪用；促進眼肌的伸展力，針合谷、足三里、三陰交穴。囑咐媽媽：勿食辛辣、烤、炸、發物、冰品、冷飲；勿讓孩子做劇烈跑跳運動。用茺蔚子煮水，去滓，加米煮粥。或枸杞、菊花、桑葉煮水當茶喝。適度攝取動物肝臟，以補充眼睛所需營養。

針灸第5次，媽媽說小孩的眼白較清朗，沒像先前那麼混濁。針第8次，孩子的眼睛見到陽光會流淚，加針頭臨泣穴。為了幫助這小孩，我尋求醫籍、師長的請益，每天為他作功課，孩子的眼神有進步，似乎有一點曙光，可是小孩卻突然中斷治療。心想會不會是因為爸媽都靠打零工賺錢，經濟有困難，就打電話給孩子的媽，表示診所義務為他治療，可是媽媽說她一天工作十幾個小時，沒空帶他來看診。

半年後，有一天小頑童來看診，媽媽牽著2個弟弟，肚子還有第4個，我看到都呆住了，小孩多經濟負擔眞重啊！再看小頑童，他的水晶宮塌陷了，瞳孔已不見了，眼睛縮小了，回天乏力，誰之過？心痛啊！

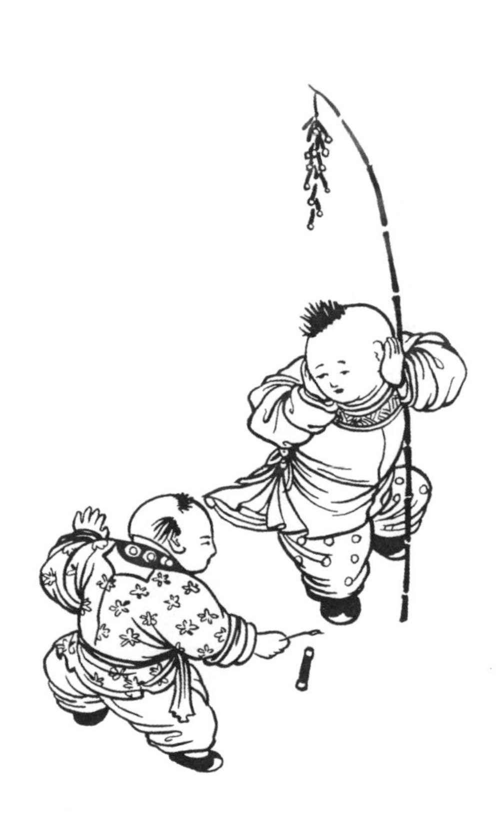

悲傷的史瑞克

不同時期有不同的卡通人物，伴隨著許多兒童的童年時光，早期有：小甜甜、大力水手卜派、小叮噹、頑皮豹、史奴比、柯南、史瑞克……等等。史瑞克卡通片是部喜劇，廣受許多小朋友的喜愛，它的最大笑點是：「嘲諷所有經典故事，顛覆一般人對故事的刻板印象。」明明是快樂的史瑞克，為何又變成悲傷的史瑞克？

一位30歲年輕人，為人忠厚、樸實、勤快。從青年、結婚、生了個可愛的小女兒，都在我這裏調理。他家住在台中，工作卻在北部，因此北部中部兩頭奔波，大約2年不見人影。有這位年輕人，經過2年打拚，32歲就晉升高階主管，成就非凡，羨煞多少周邊的同事。有1天他來看診，形色匆匆，看去像風塵僕僕的老翁，我看了嚇一跳，怎麼會變成這樣？那眼睛凹陷無神又迷惘，黑眼圈很深，滿臉倦容，說話有氣無力。

他敘述說：睡不好，吃不下，很容易疲倦，脖子酸緊，腰痠背痛，眼睛乾澀，大便常大不乾淨。針灸處理：精神疲憊，針百會、關元、氣海、大鐘穴；失眠針印堂、本神、神門、太衝穴；頸項僵硬，腰痠背痛，針風池、中渚穴；腸胃問題，針合谷、足三里、三陰交穴。囑咐他，情緒緊張自己按合谷穴；壓力大，按神門穴。他個性一向是悶燒型的，我囑咐他每天一定要抽空散步或走路，不但健康又可調解身心，解除壓力。針灸時他睡得很甜，出針後容光煥發。

一個月後才再次見到他，又似大戰幾百回合後的困倦，幾次之後，見狀真是堪憂，心想老是在後面收拾殘局也不是辦法。這位有為又善良的青年才俊，值得花點時間點醒迷中人，我說：「11年前，北部有一位年輕人，白手起家，在服裝業打出一片天地，當營業額突破1億時，他才正值黃金年華38歲。正歡天喜地如日中天，他卻一直瀉肚子。他從不抽菸、不喝酒、不應酬，每天腳踏實地的為事業打拚。他的健保卡，只使用2次，洗牙2次，從未生過病，或說沒有時間生病。因為泄得太離譜了，到大醫院檢查，結果是肝癌末期。有如閻王的召魂令，腫瘤太大壓到胃腸以致腹泄，因為病情太嚴重了，無法作化療，也無法換肝，生命只剩6個月。」他靜靜的聽著。

我接著說：「年輕大老闆，一夜之間暴瘦3公斤！三天不吃不喝不睡，眼神呆滯，重創後吶喊問上帝，這是為什麼？他不偷不搶，兢兢業業的工作，怎麼開這麼大的玩笑？他一本不服輸的意志力，不甘願接受醫生的診斷，於是跑到大陸去換肝。不料2個月後，癌細胞像山洪爆發一樣的流竄，移轉到骨頭、肺部、腦部，變成無法行動、說話，不停的劇吐。多出來的生命都在受盡折磨中渡過，最後移住安寧病房。

天真無知的小女兒，趴在爸爸的病床上，撒嬌的要爸爸帶她去看史瑞克電影。生命如微弱燭光搖曳隨時會熄滅的父親，懇求醫生可否讓他陪女兒看最後一場電影？醫生評估他離開病房頂多只能40至50分鐘。但是偉大的父愛，堅毅如山，感動了醫生。醫護人員開始為他進行特別訓練，從病床移到輪椅，第1天只維持1分鐘，第2天10分鐘，每天訓練這項不可能的任務。

這一天終於到來，父親將電影院包場，邀請院內的病童，並請家人發簡訊給親友。他為了治病，躲起來獨自和病魔作戰期間，都不敢打擾親友，也沒讓他們知情，在最後時刻，想見大家最後一面，感謝大家今生有緣相識。這位180公分，原本90公斤重的大老闆，2年暴瘦50公斤，只剩不到40公斤。到了戲院，他勉强睜開眼睛看了看大家，親友們見狀慘不忍睹，都哭紅了眼睛，台上演的是喜劇的史瑞克，台下演的是悲傷的史瑞克！」

真人故事說到這裏，我拍拍眼前年輕人的肩膀說：「你再這樣生活下去，下一部悲傷的史瑞克就換你演！」沒想到年輕人卻急著問：「結果怎樣了？」我哭笑不得，惻隱之心真感人！停了一下我繼續說：「電影放映中，沒有人專心看電影。大老闆一直在吐，醫生在旁，用小手電筒幫他加藥。每個人都心驚膽戰的，深怕他就此斷了氣。結果連老天也被偉大的父愛所感動，等到電影演完，讓他回到醫院後，真的是『春蠶到死絲方盡，蠟炬成灰淚始乾』，一位青年才俊就此揮別滄桑的人寰！」

經過一番心靈喊話，年輕人沉思若有所悟的說：「謝謝醫生，我回去想想我的人生要怎麼過？」之後年輕人回台中工作。偶而會來調理身體，已不像先前的蒼老，回到青年本色，神采飛揚。

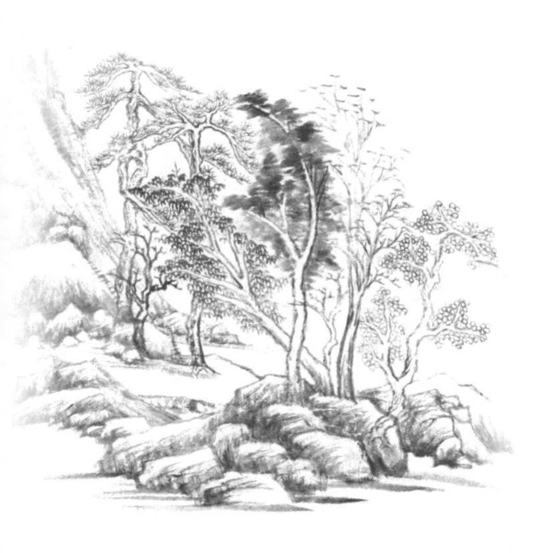

針出建中生

當鳳凰花開時，六月驪歌初唱，莘莘學子，學程一段又一段，所有的努力與資質在此時分高下，爾後各奔前程。

有一家三口從北部來調身體，瘦小的9歲弟弟調鼻子過敏和腸胃；11歲的哥哥身高150公分，體重44公斤，調鼻子過敏、近視、長高、流鼻血和尿床；媽媽調經理帶，頸項酸緊。這些問題都不是什麼大毛病，曾介紹北部醫生就近治療，但這家人後來還是決定找我調理。

針灸處理：鼻子過敏，針風池、迎香、合谷穴；長高和尿床，針百會、湧泉穴；近視，針目窗、魚腰、太陽、攢竹穴；調腸胃，針合谷、足三里、三陰交穴。尿床另外空掌拍關元穴108下；流鼻血，針攢竹穴。如果正流鼻血，自行兩食指用力對拉，輕微者即止。如果鼻血還在流，用力從攢竹穴按摩到髮際的眉衝穴，連續按摩到血止。

過敏操：早上醒來不要馬上起床，先將兩食指對搓36下，再從迎香穴沿鼻翼、鼻柱兩旁搓到髮際，來回算1次，要搓36下，當天的過敏現象就可以減少很多，全部作完約2分半鐘，不影響上學時間。特別叮嚀少吃會引發過敏的食物：牛奶、帶殼海鮮、芒果、南瓜、竹筍及少食冰品。

媽媽說，自從來看診後，小孩就很少吃冰品冷飲，腸胃好多了，臉色已不會蒼白蠟黃。我聽了很佩服，大部份的孩子都很難作到，媽媽一定督導有方，這兩個孩子也很不簡單，能夠節制自己的口慾，臨床觀察多年，能夠節制口慾的孩子，在管理自己的情緒和課業上都有一定的資質，也是成大材的小跡象。

調了3個月，大致狀況穩定，表兄弟見狀也一起來調理一樣的問題，週末成了台中一日遊，看診後四兄弟加上爸爸，組成一支球隊在診所附近的學校，打完籃球，飯後快快樂樂的回家。不知不覺哥哥升國中，長青春痘，針灸加曲池、血海穴。成長過程常膝蓋或腳踝痛，針陽陵泉、丘墟穴。要考試時，開腦竅智慧，就針四神聰穴。哥哥成績品行兼優，班上推選為優良學生代表，要到各班拉票競選全校最優良學生時，發現有些發音會混字不清，針外金津、玉液、頭皮針的語言區，結果順利當選。

原本身體狀況早已調好，但這家人已成了習慣，沒有特別事仍時間到就來針灸保健。每次針灸時，孩子會把一周來身體的狀況自行作報告，不用媽媽代訴，連學校發生什麼事都一起稟報，像家人朋友一樣。在家有突發狀況，例如發燒、咳嗽、感冒、打球受傷、腹瀉等，兄弟倆會自己打電話來問怎麼處理？要按哪個穴位？從小就灌輸中醫觀念，煞是像小華陀。弟弟的暑假作業，會參考《按開人體的竅——穴位玄機妙用》畫穴位圖，有板有樣的可愛極了。就這樣過了國中期，很少看醫生，更沒有看過西醫。哥哥國三時身高173公分。

哥哥國三要參加會考了，前一個月還捨不得錯過看診時間，針灸時還輕鬆的看漫畫書，沒看見他讀教科書。考前兩周，我叫他要考試了，在家用功，休診一次。給媽媽考前藥膳：

1. 味噌魚湯：豆腐、青花菜、蘆筍、紅蘿蔔、蛤蜊、薑各適量煮開，洋蔥先炒至半透明，再入鮮魚肉、味噌、洋蔥。

2. 醒腦雞湯：遠志3錢、五味子1錢、棗仁4錢、肉桂2錢、柏子仁2錢、雞肉2大塊、水1000毫升煮30分鐘，取汁，加紅棗2枚、白木耳2大片、豬腦一副、枸杞3錢，煮或蒸20分鐘。

3. 遠志魚頭湯：魚頭先切片去鰓，遠志3錢、川芎3錢、黃耆4錢、參鬚2錢、水兩杯，先煮20分鐘，再加腰果5粒、紅棗5枚，煮熟，可加點糖。

會考完，成績驚人，除了作文，其他各科都滿分。考上建國中學，哥哥高興的說：「醫生，你要不要貼個紅布條說：針出建中生。」其實是他自己資質好，我只是順水推舟而已。

頸上蝴蝶結

一位長得美麗，氣質高雅，留著一頭秀髮飄飄的46歲女士，卻眼神漠漠，眼袋不小，黑眼圈很深。近半年來，她和中風半癱的先生，每個月都要飛到北京去給一位名中醫師治病，往返奔波的疲憊寫在臉上。朋友說她捨近求遠，介紹她來看診。

在台灣不論中西醫治療中風和復健，都有相當水準和療效，怎麼要跑那麼遠去求診，所花的人力財力和時間很可觀，我實在想不通也很好奇，到底她得什麼疑難雜症，非要去對岸找名醫治療？這位賢慧的妻子，還沒看診，就先問先生的病狀，感受他們夫妻恩愛，不離不棄，很是感動，於是先幫她先生介紹北部的醫生就近治療。而她要看甲狀腺腫瘤。

甲狀腺位於頸部前下方，氣管上方，有兩葉，左右葉以峽部連接，每葉約4公分長。而她的瘤右葉4.6公分，比原葉還大，左葉3.5公分，看上去有如頸上綁了個蝴蝶結。她的甲狀腺腫瘤會隨吃食物吞嚥的動作而上下移動，頸部常有束脹如梗的感覺，雖不會痛，但有礙瞻觀。西醫說腫瘤大於4公分就要單側全部切除，以免發生病變。她聽到開刀就害怕，再聽到手術後遺症就嚇到，所以找中醫治療。

手術後的併發症：喉返神經麻痺，喉上神經麻痺，低血鈣症和血腫。喉返神經麻痺，如果是單側，聲音變啞，吃液體食物易吸入氣管；如果是雙側，可能就無法自然呼吸，要氣管切開，否則會窒息；如果傷到喉上神經麻痺，環甲肌發炎，頸部組織沾黏，會影響高頻發音。咽喉是有8條經絡通過的交通要道，也是預防腦病的最後屏障，尤其是腎經繞喉一圈，對經絡的傷害也很大。

低血鈣症，會影響神經、肌肉組織，症狀是：口角、四肢末端發麻，易抽筋，指趾肌肉痙攣，嚴重時喉頭肌痙攣，低血壓，癲癇，心律不整，情緒易激動，憂鬱，白內障，還會影響腺體、賀爾蒙的分泌，腦部基底核鈣化。手術後血腫，好發於術後血壓速升，強烈咳嗽，激烈嘔吐，或可能壓迫氣管，造成呼吸道阻塞。

瘤者，留也。就是氣血流滯不通，只要將瘤四周的氣血流暢，瘤自然留不住而消退。瘤大都有痰飲之象，她還有富貴手、香港腳、腰酸背痛的問題。針灸處理：先疏通三焦淋巴系統，使易排出濁痰物，針中渚、曲池、合谷穴；涼血解毒，針血海、三陰交、築賓穴；頸部瘤，多有肝氣鬱，針太衝、膻中穴，以舒肝理氣；清降邪火，從後追剿巢穴，針大椎穴，該穴為督脈，手足三陽之會。治甲狀腺瘤，針水突、天突、天鼎穴，並在瘤四周旁針刺入瘤之一半，中央再一針刺到瘤底；遠端療法，取崑崙穴，大指向後搓幾下為瀉法；再針合谷穴，得氣後，針提至人部，輕捻針使針感傳向瘤處。健脾化痰，軟堅散結，針足三里穴。皮膚問題，針血海、曲池穴；易疲倦，頭昏，針百會穴。腰酸背痛，針中渚穴。

處方水煎藥，以兩側屬少陽，所以以治半表半裡的小柴胡湯為主，加玄參、浙貝、牡蠣、連翹、梔子、夏枯草。之後隨症增減藥味。前後針14次，歷時4個月。回西醫複診，結果右葉0.5公分，左葉1.5公分且有鈣化現象。鈣化部份，用活血化瘀的桂枝茯苓丸。調理過後的她，更見成熟的女人味，風華萬千，繼續保養。她先生的狀況，也有起色。

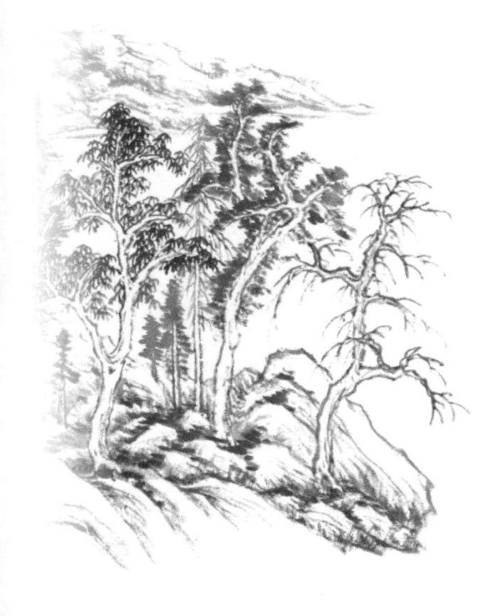

白雪公主

《格林童話》中的白雪公主，和七個小矮人生活在森林中，惡皇后喬裝農婦拜訪她，送她一個蘋果。白雪公主咬一口之後就昏過去了。七個小矮人悲傷的把她放入玻璃棺中等救援。

在一個寒冬午後，從南部來的四個人，吵雜的架著滿面雪白的婦人，寸步難行的走進診間，還沒坐好，其中有人的手機響了，電話中直問：「怎麼不趕快送到醫院去急救？」大家急得七嘴八舌。我請大家安靜，問這位婦人：「妳怎麼了？」她頭暈得很厲害，全身無力，眼睛睜不開，喘得那張毫無血色的白唇，說不出話來。姊姊在旁代訴：「她的血紅素4.7，醫生要給她輸血，她不肯。因為上次輸血人很不舒服。家有七姊妹，大家都輪流打電話來關心，意見很多，都主張到西醫那處理比較快。」

我輕拍如白雪公主的她問：「妳是月經很多嗎？還是尿血？便血？」她搖搖頭。事急，我想先補氣再問診，又問她：「我們來針灸好嗎？先幫妳補氣補血。」她一臉驚恐表示很怕針。隨行姊妹們妳一句我一句的，把她趕上架，真像七個小矮人的溫馨場面。先針百會，提陽氣上升，强心針內關；止暈，針頭皮針的暈聽區。30分鐘後見她已回神，精神較好，才開始診病。

她不但面蒼白，下眼瞼、下唇黏膜、齒齦一片冰天雪地之色，白得慘！原來53歲的她，患痔瘡，一排便，痔瘡就噴血，血量驚人，因此而貧血。伴隨有腰酸，失眠，胸悶，心悸，飛蚊症，胃食道逆流的問題，而且38歲就把子宮切除了。先帶診所調製的加味四物湯劑回去，一般一天喝一包即可，她的情況嚴重，一天服用3包。

隔二天複診，她表示：頭沒那麼暈了，也不那麼喘了，並願意接受針灸。針灸處理：補血要先補氣，氣行血才行，先針百會穴；氣虛下陷，針氣海、關元；造血、和血、止血、活血，事關心肺脾肝腎衝脈。心主血脈，肺朝百脈，脾統血，肝藏血，腎主骨髓造血，衝為血海。心經針內關，兼調胸悶心悸。肺經針中府、脾經針隱白、肝經針大敦、髓會絕骨，骨隨針絕骨；補腎，針關元；衝脈針公孫穴。原本血會膈俞穴，因採臥位，只點刺不留針。請她回去自行艾灸大敦、隱白穴。

第3診，她較能針灸，加針痔瘡，取承山穴清腸，加委中穴逐直腸瘀血，使肛門靜脈收縮去瘀，針感放射至小腿，直達足底；增加腸胃吸收力，以助造血，針足三里、三陰交穴。

針完她可自己步行不需人扶，但頭還是暈。第4次針灸，針的刺激量漸達正常強度，針完她就有說有笑了，嘴唇也開始紅潤了。

一般貧血就服鐵劑，其實貧血不等於缺鐵，其他葉酸、維他命B6、B12、也是造血所需的重要物質，有了材質，還要有運送材料的機動力。所以說氣行血行，一般人體會自行吸收所需鐵量，口服鐵劑副作用：胃不舒服、便秘或腹瀉；注射鐵劑會影響心、肝的運化。

有助造血的食物：牛肉、鵝肉、鴨血、豬血、鵝血、鵝肝、豬肝、蛋、紫菜、蕃薯葉、紅莧菜、髮菜、菠菜、花生、紅豆、黃豆、蓮子、南瓜子、黑芝麻、蘋果、葡萄、番茄、櫻桃、香蕉、紅棗。吃含鐵的食物時，要少喝茶、咖啡、牛奶，以免影響鐵的吸收。囑咐她，不可吃太刺激的食物，及烤炸食物、辣椒，不可熬夜，以免引發痔瘡出血。

第11次針灸，痔瘡又大量出血，採俯臥位，在痔瘡周圍環刺，並加針長强、腰俞穴。處方：槐花散、桂枝茯苓丸、倍花生衣，次日出血量漸減，3日後血止。

第14次針灸，檢查血紅素8.3毫克。針第23次，血紅素11毫克，前後歷時3個月。我告訴她，以她的年齡，已無月經，血紅素11已夠用算及格了，不要再擔心貧血的問題，從此白雪公主過著幸福快樂的日子，繼續保養。

吹毛求疵

青春期是個成長的燦爛期，多數女生含苞待放，成長的苦澀與喜悅交織，對人生充滿了憧憬。但在世界的角落，就有人無法那麼陽光的揮灑。

一位豆蔻年華15歲少女，總容易累，容易頭暈，才知道自己從呱呱落地，眼睛張開時，醫生就宣佈她因先天基因缺損，已是慢性腎臟病第三期。醫生說屬於先天體質，無法治療，但只要小心保養，健康活至50到60歲沒問題。她帶著陰影度過成長，也一路平安。到了大學卻發作，出現昡暈、嘔吐、貧血症狀，醫院檢查出腎功能在萎縮，醫生特別囑咐千萬不可懷孕，一旦生小孩立刻要洗腎。

大學畢業後，在職場上認識了如意郎君，愛的力量擋不住，姻緣到，恩愛夫妻，春宵一刻值千金，一不小心懷孕了，這該怎麼辦？有如生死交關，生命的轉換點激烈的碰擊，愛的結晶，活生生的小生命，初嚐為人母的喜悅，要如何割捨？她求助三家教學醫院，醫生都極力主張打胎，並拒絕幫她治療。經過幾番掙扎，勇敢的媽媽最後決定要生下小嬰孩。就在生產那天，媽媽從此洗腎，才30歲，人生路漫漫啊！

洗腎日子沒有很順利，到後來，只要洗腎過後，血色素就掉到6以下，甚至到4，每3到4個月就要輸血一次。而且心跳每分鐘都130下，跳得感到心臟都快跳出來了。走路喘得舉步維艱，腳水腫脹到鞋子穿不住。每周洗腎3次，每一次洗腎就像經歷一場浩劫，身心俱疲，就這樣搖搖欲墜的煎熬了5年。

久病必及腎，久病必瘀，久病必虛，所有的治療都朝這三大方向處理，並作整體性的調理。一般腎功能不全的人，要預防感冒，感冒易使腎病惡化。針灸處理：腎衰竭，針湧泉、太谿、築賓、行間穴；尿毒引起水腫，針百會、照海、風池穴，並請她自行用艾灸百會、照海、湧泉穴，每次用五粒艾粒連續灸，也可用蔥煮水泡腳20分鐘。因為一派利水會引起抽筋，所以取風池穴，以瀉木利水，而該穴為膽與三焦經交會，「三焦者，決瀆之官，水道出焉。」又能預防感冒，每次必針風池穴；強心，以水火既濟，針內關、間使穴；補血，針三陰交、公孫穴，以公孫通衝脈，而衝脈為血海；補氣，原本針關元、氣海穴最合拍，但她是腹部透析洗腎，所以，改針百會、合谷穴。皮膚暗易潰，要補氣去瘀，針百會、曲池、血海、築賓穴。

針19次，歷時4個月，有一次照例體檢，血色素上升到11.6，心跳由130下降到70下，醫生非常驚訝，不敢相信，問她有沒有做其他治療，她回答說有做針灸治療，醫生聽了半信半疑。經過幾次洗腎後血液指數都很正常，醫生終於承認針灸的功效。但再次門診，醫生卻說針灸怎麼可能讓血色素數值正常？血液突然上升到正常值，有可能是腫瘤或癌的前兆，要求她做檢驗，查血液所有有關癌的指數。醫生掀起波濤，挑起病人恐慌，檢驗結果全正常。醫生不死心說要再照超音波，結果也沒異狀。醫生又說怕百密一疏，最後要求她做全身電腦斷層掃描。吹毛求疵，非查個水落石出不可，病人跟著七上八下，忐忑不安，結果塵埃落定，什麼也沒找到。醫生只淡淡的說一句：「妳繼續去做針灸！」醫生質疑，病人買單。

之後她的血液數據雖都很正常，相差不大，不必再輸血，但因洗腎的副作用，日子很不好過，眼睛漸模糊，腳力漸差，皮膚常潰，精神漸不濟，為了生個寶寶受盡苦難，此難遙遙無盡頭！

佛像上有佛嗎

不少善良的老百姓，在家中甚至辦公室設有佛堂，敬佛、唸佛非常虔誠，在人生苦海中，尋得心靈寄託，更多人是求佛保佑家人健康平安，事業順利，問題是所拜的佛像上有佛嗎？

一位事業有成的55歲老闆，為事業打拚，打出一片天下，也打出一張滿江紅的檢驗成績單：篩竇、蝶竇、頜竇有慢性鼻竇炎，限制性肺換氣障礙，兩側頸動脈分叉處輕度粥狀動脈硬化，心臟二尖瓣輕度閉鎖不全，肺動脈輕度閉鎖不全，左心室舒張功能異常，輕度排尿功能障礙，頸椎、胸椎、腰椎退化，腰椎第四、五椎合併骨刺，腦部輕度萎縮、老化現象，骨質缺乏症。

經過西醫治療，進展不大，醫生決定要裝心臟支架。但說有效期限5年，屆時還要再另裝一心臟支架。老闆算一算自己才55歲，5年要裝一支，這樣沒有比較划算。開心臟總說也是一種災難，是命理學所謂的血光之災，要如何躲過這一劫，他試了很多方法，還是籠罩在胸悶，吸不到氣的陰影和莫名的恐懼，在郊區蓋好的休閒別墅也不敢去住，不敢出門。

朋友介紹他看中醫，當這位老闆來診時，儘管表情鎮定，但眼神藏不住內心的惶恐，我問他：「你是不是常抽菸、喝酒、喝冷飲？」他回答說：「為了談生意，都是這樣過日子的。」我又說：「冰品遇到菸酒，有如砒霜遇到殺蟲劑。冷品溫度0至5左右，生理生化功能要37度左右，人體要從0度調到37度，最快的捷徑就是調動丹田的元氣。所謂的丹，就是火熱的意思，喝冰品冷飲，不但在澆涼丹田，硬是調元氣上來，快速補濟心臟來調解溫度，常這樣底盤易虛，下焦易虛，腎精易虧乏，筋骨就會受影響，腰膝易酸痛，骨質疏鬆，排尿伸縮力易不足；而血管受到熱脹冷縮機制，常常疲於伸縮，久至彈性疲乏，易硬化。心腎不交，心血和腎精上濟髓腦的量就會不足，腦部血含氧及陽氣不足，久則萎縮老化。」

針灸處理：腦部退化，針百會、四神聰穴；頸部動脈硬化，針風池、風府、天柱穴兼治頸椎間盤退化；腰椎退化，針腎俞、命門、志室、委中穴；強化心肺功能，針肺俞、心俞、膏肓、內關、間使穴；吸不到氣，冒冷汗，針膻中、神門、氣戶穴；鼻子問題，針印堂、風池、迎香、百會、足三里穴；腸胃問題，針中脘、內關、公孫穴；並教他養心操、健鼻操、健腦操。每次針灸完他的臉色就容光煥發，但下次回診時，面色又是一片晦暗。

經過4個月的治療，症狀時好時壞，但能吃能睡，已不會心悸，卻常胸悶，胃脹；有時感到心臟無力，要很用力吸氣，此時必需躺下來休息40分鐘至1小時，等待心力恢復；有時就一股冷氣從小腿竄到第二、三趾；有時胸悶竄到背部而痛；有時一鼻塞就吸不到氣；有時就一陣暈眩，症狀頻出。每當他有特別症狀時，把脈時就會有一股陰氣涼過我把脈的手指，或針灸時有一股陰氣咬針，每當此時，我就針鎮邪八卦針，他的症狀就會好轉。

有一天，我問他：「你家中有沒有設佛堂？」他回答說：「家中一個，公司一個。」我又問：「佛堂有沒有和居家分開，人神不能同住！你的佛像哪來的？有沒有經過開光？」他回答：「佛堂設在頂樓。佛像是朋友送的，有的是股東請來的，不確定有沒有開光。」他拜的佛有佛家、道家的，好幾尊。我告訴他，「宗教有不二法門，而且沒開過光的佛像上就沒有佛的法身，可能是另一種靈體進駐，會放出不好的氣。如果有所求，有求有應，就會吸取人體的精華作為交換。其實，做人善良，神佛自會保佑。」他聽了微微皺了一下眉頭，沒有回應。

有一次，他的印堂及眉後一陣陣的晦暗又青，見狀，我放膽的問老闆：「你敢不敢停一星期不要拜佛堂？但要有心理準備，身體可能會不舒服，你的病可能跟你拜的佛像有關，上面可能沒有佛的法身。」他遲疑了很久，決定試一下。當晚回去就沒拜拜，從11點到凌晨2

點，他胃痛到受不了，吃止痛藥也止不住，從來沒有痛得如此厲害，急得一大早就去照胃鏡，結果是瀰漫性胃炎。我告訴他：「瀰漫性胃炎不會痛到冒冷汗，也不會只在陰陽交替的子時發作，應該一整天都痛，但不是劇痛。你可能遭到不是佛的佛像上的靈體修理。」他驚訝得愣住了，從此沒有上佛堂拜拜。

說也奇怪，自從不拜拜，身體的症狀一一減輕，每天都有災情報告的他，竟連續3天沒事，還到東部遊玩4天，終於擺脫心導管的煩惱，漸拾回他的英雄本色，繼續定時保養。

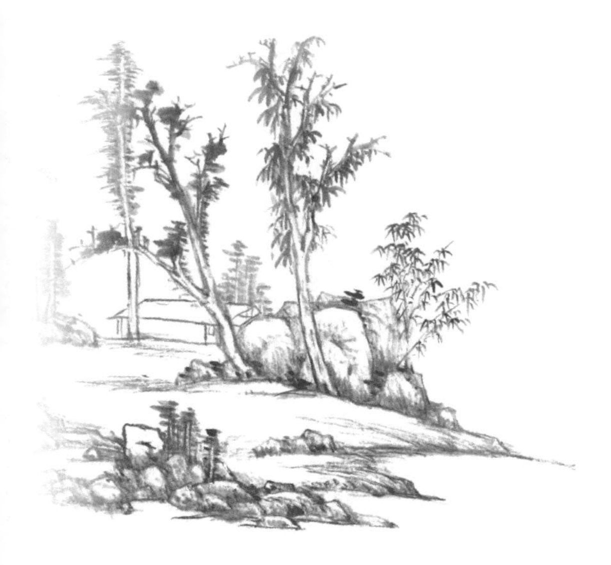

窩囊肺

肺之精神在魄，即肺藏魄。當一個人做事明快果斷，會稱讚他很有魄力；當一個人性情豪爽，做事有遠見、有格局，會讚美他很有氣魄。但一旦人失去準繩格局，就會變成窩囊「肺」。

一位72歲的阿伯，感冒2年一直未好。這半年，先是吸不到氣，用救護車急救送加護病房，就有6次，在鬼門關前震盪。阿伯10年前曾嚴重肺積水，他平日抽的是外國菸草，肺積水後改抽本國香菸。在一個盛夏的日子，阿伯沒做什麼又發作，送急診。他女兒從北部來診，急著要回南部探望老爸，要我開個藥給老爸吃。平常未見到病人我不開處方，但熬不過女兒孝心的再三懇求，看過手機傳來老爸的影像，聽了病情，開了3天藥，並介紹當地醫生，請阿伯就近就醫。

當她女兒回診時，說他老爸平時發作住院都要6至8天，這回老爸吃了藥第二天就不喘了，就不肯住院，堅持回家，他還問女兒：「藥裏面是不是放了西藥？怎麼效果那麼快？」

女兒笑著回答：「你吃西藥都沒那麼快好，幹嘛還放西藥？」可愛的老爸想藥那麼有效，竟分給其他病友吃。我聽了直冒冷汗，急得說：「千萬不可以，藥不能隨便給人吃！」還好其他病人並沒有接受他的好意。

阿伯出院回到鄉下，原本舉步維艱，說話很喘的人，竟一大早不見蹤影，大家急得到處找，結果老爸跑到樹林裏去砍樹，大家看了都捏一把冷汗！老爸眞是閒不住，身體稍微好一點就坐不住。老爸在所介紹的醫生那裡調理，一個月後自覺有體力出遠門，他想親自來看門診。

阿伯一副短小精幹的樣子，皮膚黝黑，眼白混濁，說話雖帶喘音，卻聲如洪鐘，十足鄉下阿伯的憨實，這麼勞動的人怎麼會氣喘？當我問他：「阿伯你有針灸過嗎？你敢不敢針灸？針灸調氣的效果很好哦！」他看了看針就回答：「那麼小的針，不會怕啦！隨便你針！」果然是勇伯丫！

針灸處理：治喘，針魚際穴，可降肺之氣，使腎可納氣，加內關穴固本；哮喘急發作時，可在背後的大椎、大杼、風門、肺俞、身柱穴放血；老人喘，多有腎氣虛而不納氣之象，强腎，針氣海、關元穴；升降氣機，降逆定喘，針百會、天突穴；補脾胃以土生肺金，針合谷、足三里穴；疏風宣肺，針風池、列缺穴；强心，開胸肺之氣，針內關、膻中穴，內關穴針尖朝心臟方向放射針感；喘多伴有痰飲症，針足三里、豐隆穴，每次輪流取穴，隨證加減。

請阿伯自行灸膻中、肺俞、關元穴。如果喘得厲害，咬著舌尖，按魚際穴，或捏小指指甲兩側，之後口含溫開水、人參。另外自行用枸杞5錢，紅棗5枚，生薑2片，500毫升水，煮20分鐘後加蓮藕粉再煮5分鐘當茶飲。

處方用藥：柴胡有似類固醇作用，阿伯常反覆感冒，致少陽陽明氣機不順，用大柴胡湯，本湯尤適合短、胖、粗的體型用藥，可降低括約肌張力，降逆效果好；阿伯肺氣腫，曾胸腔積液，又有肺纖維化，須用活血化瘀利水，並引邪出表，用桂枝茯苓丸；久感冒不癒為虛，又口渴，病位在胃，用竹葉石膏湯，或單味石膏。用科學中藥，若喘得厲害，一次吃2包，2小時吃1次。

第2次回診阿伯的喘減輕很多，但說話含痰音。雖然阿伯病情好很多，陪他來的老婆卻是滿臉不悅，氣呼呼的說：「他長年吃檳榔、抽菸草、玩女人、愛賭搏，得病是活該！精神好一點就又去玩牌，簡直是窩囊廢！」我輕拍阿婆的背說：「是阿伯有福氣，娶到妳這個賢妻，有靠山，妳一定吃了不少苦喔！但是，過去的就讓他過去，不要一直翻舊帳，這樣倆人都不好過。阿伯身體健康，妳才不會負擔那麼重！」阿婆還是很不甘願的樣子，夫妻相欠債！

一個半月後，阿伯針灸吃藥，喘的次數減少很多了，有空就來保養，魄力不再了，不再逞勇鬥强，也成了窩囊肺。

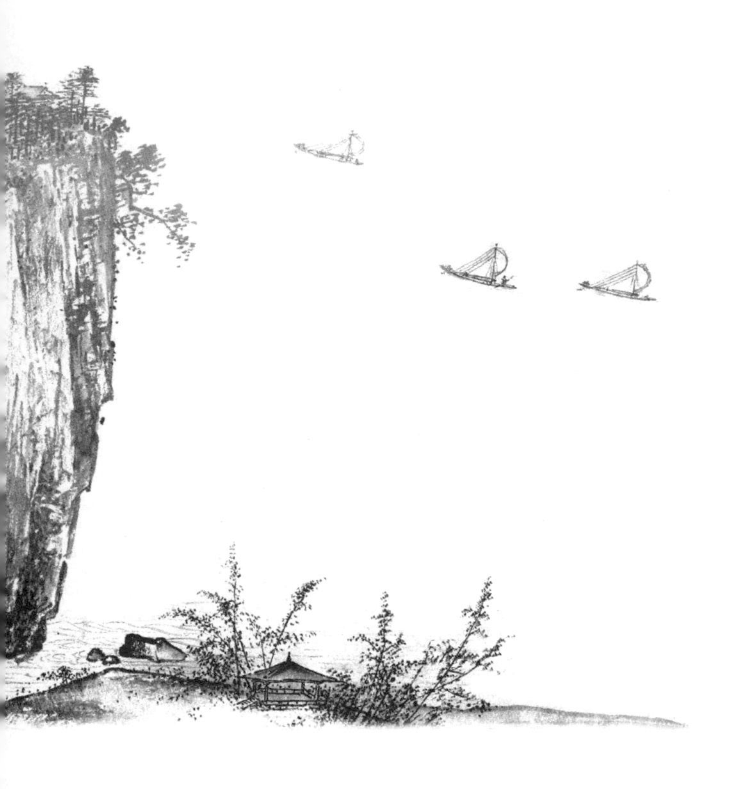

端午飄粽香

端午節前正是梅雨季節，屈原千古之淚滂沱而下，在傾盆雨陣中，一位83歲阿婆拿2粒她自己包的粽子來給我！還熱騰騰的，一陣陣竹葉粽飄香，汨羅江裏的屈原可曾接受到樸實老百姓的誠敬？誠可動天哪！

當拿到這高齡阿婆包的粽子，心裏感動不已！83歲呢！2年前阿婆得肺癌。子女都不讓她本人知道，也不想讓老媽在晚年還遭受化療毒藥摧殘，更不想讓老媽被現代醫療手術、插管、氣切，弄得人不像人，最後飽受痛苦的離去！

有一天，兒子帶老媽來看診，老媽咳嗽有血絲，甚至咳出小血塊，胸口會痛。兒子一進診間，特別向我使個眼色，我立即會意的點頭，知道兒子叫我不要讓老媽知道她有肺癌的實情，並交待用好一點的藥，煮水煎劑給老媽服用，一向節儉慣的老媽一直搖頭說：「不用啦！不用啦！」

我拍拍阿婆的肩膀說：「老媽！我知道您怕兒子花錢，您辛苦那麼多年，讓兒子盡點孝吧！那是您的福氣喲！您兒子的孝心，這樣做是一種功德，也會回報給兒子自己的。」阿婆笑笑的說：「真的嗎？那我就吃水煎藥了！」我順便問兒子：「上次檢查後，到現在，都沒再到西醫那裏處理嗎？」兒子點點頭，老媽媽馬上補一句：「西藥都是毒藥，好可怕！」

老年人不論什麼病，首先要提振陽氣，因為陽氣弱，機能起動力就弱，有陽氣在就有陽壽，陽氣耗盡了，只剩陰，就叫陰壽。所以針灸，就先針百會、關元穴，以提振陽氣；《內經》說五臟六腑皆令人咳，阿婆的咳嗽，固然有受風寒引發，但是最根本是肺癌後，肺的功能減弱了，養肺要先補土補腸胃，而且重大疾病患者只要有胃氣在，作戰的後援能力就強，所以針中脘、足三里穴；阿婆咳就滲尿，年老腎氣衰，膀胱無力，另外也因肺金受難無法生腎水，補腎，針氣海、關元穴；最後增強肺功能，針天突、膻中、中府穴。

潘念宗醫師研究癌症多年，他治療癌症六字真言：「晨光、夕陽、大地」。我也請阿婆在太陽剛升起，和太陽西下時間用赤腳踩大地，是土地不是水泥地、柏油地，踩15至30分鐘，晚上9點睡覺，早上6點起床。並請她用洋蔥一顆對切，或加蘋果一粒切塊，大蒜3瓣放碗內，外鍋水2杯蒸，喝其水，每天1次。另外用蜜浸蒜頭，一個月後，每天吃1顆。每早用一片生薑去皮，含在嘴裏讓薑汁慢慢嚥下，最後將生薑嚼爛，用溫開水吞下；或用熱開水200

毫升浸3片生薑去皮，待涼至60度，加點蜜小口小口喝。

萬病由心造，心也能治萬病，病從那裏來，也會從那裏去！我告訴阿婆：「快樂能治百病。」她眨眨眼睛的問：「真的嗎？」《內經》說：「心主神明，主明則下安。」又說：「主不明，則十二官危，使道閉塞而不通，形乃大傷。」在美國有一位被譽為揭開上帝底牌的科學家——威里斯教授，在2008年向全世界宣布：心臟可以分泌救人最後一命的賀爾蒙，叫氨酸賀爾蒙，在心情保持愉快，積極求生的情況下才分泌，可以在24小時內殺死95%的胰腺癌細胞，而且對其他重症，絕症都有極大的療效，是人體治癒機制。

我對愛操煩的阿婆說：「您負責快樂過日子，其他就交給佛祖發落！」善良單純的人針灸吃藥效果都特別好！果真阿婆每次來診都笑嘻嘻的，愛抬槓，陪她聊天也是一種治療。而我卻是膽戰心驚的，又要若無其事的幫她看診，一個月又一個月的過去，算一算阿婆得癌症已近3年，沒有咳嗽、胸口不悶痛，也沒有任何不舒服，仔細審查那些針灸，那些藥，只是在疏通經脈、補氣血而已，都沒有使用任何抗癌藥，為什麼能維持那麼久？

手上的粽子香味，捨不得吃，一聞再聞，香不香是不是也心「動」了！豁然領悟到：喜悅的心是治病的特效藥。

美人計

儘管人類使出渾身解數，想要殺死癌細胞，醫療大樓蓋得雄偉，醫療儀器精密又貴得嚇人，醫藥不斷創新。而癌細胞卻一直在嘲笑醫界，仍連年勇奪十大死因冠軍。人類對癌症的辨證和邏輯是否有缺口？是否可以轉個彎，來個美人計？

一位虔誠的女佛教徒，24歲就開始在佛門中修行，想了悟人生，解脫苦海，孤影常伴殘燈古佛經藏。39歲時健康檢查，發現右邊乳房得癌症。這真是嚴竣的考驗，還沒參透人生，先陷入癌症乳房切除和化療的痛苦深淵！好不容易熬過化療的慘痛，醫生告訴她都處理乾淨，癌指數正常。2年後又發現左邊乳房也長了一顆0.9公分的惡性腫瘤，還有9公分的子宮肌瘤，潔身自愛的她，冷言呢喃問佛祖：「這是為什麼？」

癌症的起因是什麼，這是一個大課題：我們是否冤枉了癌細胞？抓錯凶手了？癌細胞有可能是緝拿凶手的捍衛戰士，專門把不好的惡性物質或入侵的敵人，抓起來關在集中營腫瘤內，當犯人多了腫瘤就變大。為什麼我們只檢驗出癌細胞，而沒有其他犯罪共犯數據？是不是癌細胞所抓的惡性物質是更微觀的分子層以下物質，它才是眞正原凶。物質越微觀，能量或破壞力越大，而醫療儀器都是用分子物質所建構，所以查不到眞正的原凶。這是一部癌症狂想曲！

當把腫瘤切割開時，等於開了門，原凶就有機可乘，一旦惡性物質逃脫躲藏，或另起爐灶，就是癌症轉移了。如果個體體質未改善，原凶可以再度行凶，所以就復發了。當醫療攻擊目標搞錯了，把癌細胞殺死了，攻防也垮了，如果不是兩敗俱傷，原凶還會東山再起。試想拿著刀槍對動物吼擊，動物會本能的反抗或逃離，同樣，當用切割燒殺、劇毒藥對付原凶，可能惱怒了它，會怎麼樣？電化療不斷，移轉就不斷，腫瘤就像生在腐溼陰暗處的木耳，切了又長。

凡物有靈性，微觀物質的靈性可能超過人類，所以它對人類為所欲為，橫行霸道，蹂躪機體。如果我們不是用激烈的手段對付原凶，迴避它的反抗，迂迴的使用美人計，也許至少可以和平相處，什麼是美人計？

第一戰略就是不用峻烈藥攻擊原凶，用溫柔敦厚外交方式，原凶也是有強有弱。拿些好吃的食物誘惑原凶貪吃，吃到不能動或暴亡，另方面增強個體抵禦作戰能力，生聚教訓。兩方拉鋸戰越久，一長一消，人就可以「正氣存內，邪不可干」的戰勝微觀物質。哪些是美味如美人計般的令原凶垂涎誘惑的藥？其實是平平淡淡不起眼的，例如：茯苓、苡仁、黨參、麥冬、黃耆……等等滋陰補氣藥，氣有餘便是火，星星之火可以燎原，慢慢的吞噬原凶。依老醫師的經驗，這一招不傳之秘，用於腫瘤7公分以下，很有治療空間，而且患者花費便宜，不用受很多苦，實在是令人瞠目結舌的招式！

第二戰略是壯大本體，重回與宇宙頻率共振。人生活在天地之間，天人如何合一？就是要「頂天立地」，走出去，赤腳踩大地，頭能仰望到天空。在大自然中不論作什麼運動或活動，效果都特別好，是因為運動的不只是骨骼肌肉，還可藉藏象系統（魂神意魄志）在宇宙間進食，與宇宙頻率共振，以疏通經絡至臟腑的空隙和微觀組織內層中。大地、陽光、天空是最自然有特效的抗菌抗病毒藥，無聲無息，無臭無味，最高品質在靜默中，潔淨個體進而達到不攻病自退的境界。

望著眼前善良樸實的佛教徒，就用慈悲的心，善待眾生，微觀物質也是眾生之一，善解冤緣。針灸處理：乳房問題，必針肩井、太淵穴；滾石不生苔，「通」是治療的要點，經過乳房的11條經脈都要疏通。郄穴均在骨肉之交，氣血深集之處，為氣血不易宣通時最佳首選，故通肺經，針孔最穴；通心經，針陰郄穴，兼治失眠；通心包經，針郄門穴；通胃經，針梁丘穴，兼調腸胃；通脾經，針地機穴，兼調月經不順；通膽經，針外丘穴；通肝經，針中都穴；通腎經，針水泉穴；通陰維脈，針築賓穴，兼解毒；通陰蹻脈，針交信穴；通任脈，就近針膻中穴，兼治胸悶心悸；子宮肌瘤，針中極、歸來、子宮、三陰交穴。

經過教戰洗禮，門診時，只問心境，不問病情。不知不覺已過1年半，這位佛教徒，臉色紅潤，正常飲食，偶而還會失眠，已不會胸悶、心悸，月經已順，不再管什麼癌不癌的，唸佛打坐一如往常，日子繼續過下去。這到底是治療還是看護？我也在探索中。

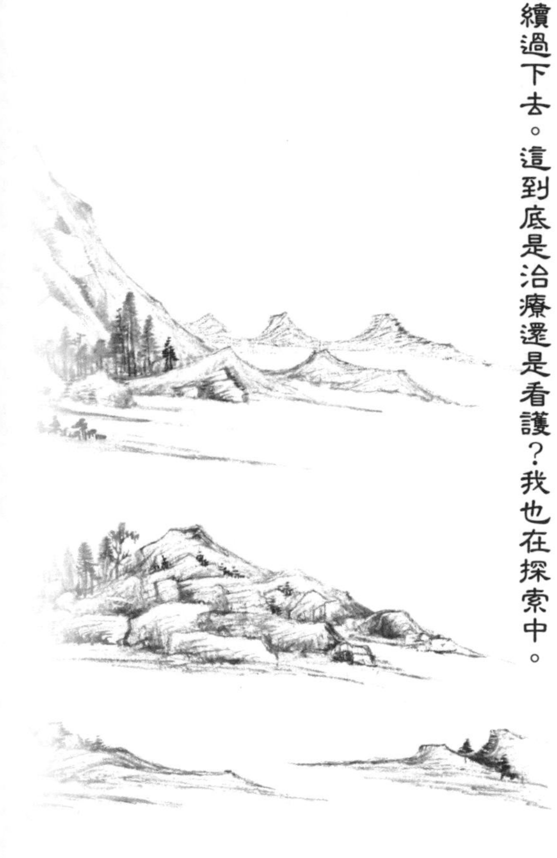

五月雪

大熱天在室內，頭還戴著帽子進診所的病人，多數是化療後，頭髮掉光的喬裝；少數是心氣虛寒的禦寒裝備。

一位面色憔悴慘白的74歲媽媽，頭戴著帽子，由女兒扶著進來。敘述乳癌手術切除化療後復發，再化療作到一半，就支撐不住，種種不適，想來調身體。媽媽抿著嘴，眼神暗淡無光，含著怒氣、怨氣與無奈的說：「前次手術化療後，醫生說全部處理乾淨了。以為好了，誰知又復發了，有種被玩弄的感覺！」這人生的難關要怎麼過？

經過化療後的身體，如一片廢墟焦土，口乾到唇也要裂開似的，針中渚、大陵穴；眼睛乾到張不太開，針睛明、養老、大谿穴；食而無味，吃不下，針中脘、足三里穴；四肢無力，開筋骨四關，針合谷、太衝穴；失眠，針百會、神門、大陵穴；掉髮，針頭維、本神、血海、三陰交穴，其中頭維、本神穴向後腦方向進針；心悸、心慌、胸悶，針內關、大陵穴，並請她平時自行按摩此二穴，亦有安神作用。

化療後一片虛熱象，只能輕劑瀉虛火，先退虛火，以瀉為補，再調理生理失序的機制，見招拆招，處方以甘露飲滋陰降火，用小柴胡湯調理上、中、下三焦失衡的症狀；熱較重時，微量加銀花、連翹；黏膜受損加蒲公英；咽喉到胃不適加梔子；虛熱加地骨皮、牡丹皮，隨症加減藥味。

特別囑咐病發5年內勿吃2隻腳動物的肉；少食寒性食物，會使虛弱體質雪上加霜；不論多口乾口渴都不能吃冰品，冰冷食物會使免疫系統暫時處於癱瘓，此時只要舌輕頂上顎，同時手按摩中渚穴9下，任督二脈接起來，啓動三焦經所屬的中渚穴，咽喉即開，金津玉液即可生。沒事時，舌輕放上顎，不必用力頂，也可以生津，以免過量飲水，增加心、腎的負擔。

老媽媽雖然生病，卻每次來診都穿著高雅典緻，化上淡妝也一副貴夫人貌。經過4個月調理，有說有笑，能吃能睡，也可以稍作散步運動。主治醫師一再催促把化療做完，心想怎麼有那麼熱心的醫師?原來這位媽媽是醫師娘，先生、二個兒子、女婿都是西醫師，其中一位是國外的腫瘤科醫師，真是個醫生家族，所以這位媽媽受到特別照顧，但她嘟著嘴說：「本來就不想作切除手術，不想再受化療的摧殘，那種痛苦我不想再承受，前次全做了結果還是復發！」

她一有問題就來針灸，吃中藥，不想再給西醫治療，那些醫生都是朋友，她怕被抓去化療。主治醫師勸她，至少回診檢查看看目前狀況如何，她都回答說：「我好得很。」其實她怕受騙，怕一進醫院就出不來，所以全回絕了。她說：「我最怕他們的關心，都讓我產生莫名的恐懼！」不知道什麼時候，才可以不用強迫性慢性自殺的方式治療癌症？病人所受之苦，真是慘不忍睹啊！

她有一陣子，咳嗽咳得很厲害，喉中老是如物作梗的，家人憂心如焚，擔心癌細胞移轉到肺部，一直催駕上醫院治療，媽媽很生氣的說：「別再想在我身體這邊開個洞，那邊開個洞，我不想再任你們宰割。」咳嗽針華蓋、膻中、中渚穴，華蓋穴往紫宮穴透針，針頭黏上紙膠布，留針到睡前再拔針，此穴針完咽喉到胸部都舒暢，所以她每次來都要求針此穴。處方用小柴胡湯、兒科杏蘇散，加紫菀、款冬花、細辛、乾薑、半夏、五味子。2周後，咳嗽停止，之後會零星咳幾聲。

醫師娘全家都反對看中醫，她孤軍奮戰西醫群雄。女兒順媽媽的意志陪診，受到來自家人的壓力，壓力大得自己都失眠。有一次兒子醫生陪媽媽來看診，想探個究竟，讓老媽那麼信任的到底是什麼樣的醫生？老媽到底接受什麼樣的治療？我向他解釋中醫治療機制給他聽，他望著老媽媽滿臉的笑容，沒說什麼，臨走前淡淡的說了一聲：「謝謝！」

有一天，媽媽由女兒推著輪椅進來，這是怎麼回事？原來媽媽左手左腳有時會無法使力，走路不穩，家人擔心她中風了。我摸按她的左手足，其實還算有彈性，檢查她的舌頭伸出會顫抖但沒有歪，血壓正常，我告訴她的醫生兒子說：「媽媽好像不是中風，而是腦部神經傳導路逕有受到阻礙。」這回情況嚴重全家總動員，連國外的兒子都回來護駕。媽媽想到在南部的兒子也都回來了，要押她進醫院，竟恐慌到失眠。

這一入院，就沒有再出來了，檢查證實癌細胞另謀陣地，進駐腦部。媽媽仍堅持不動手術，懇求大家讓她有完整的身體，保留全屍。最後家人終於不再堅持用毒藥、儀器凌遲風燭殘年的媽，移出加護病房，一陣高燒也沒急救。窗外炎炎的艷陽五月天，窗內老媽的頭髮完全雪白，雪白的臉流著大顆的絕汗，如雪花片片飄落，與一路的滄桑一起墜落！感慨即使是醫生親人，也難逃現代醫療的魔咒，成為祭品。

事後，女兒來感謝我：「在媽媽往生前，至少過了一段平穩有尊嚴的日子。」並偕醫生夫婿定期來作針灸調理身體。

軟腳蝦

人類站起來，用二隻腳走路，頂天立地，傲視動物界。腳有人體50%的神經，50%的血管，流著50%的血液；有52塊骨，56個關節，118根肌腱，600多條肌肉；有60多個重要穴位，6條正經，4條奇經。人生70%的活動、能量消耗靠腿來完成，腿號稱第二個心臟，這麼重要的腳，怎麼會突然無力變成軟腳蝦？

一位65歲的老闆娘，喜歡運動、旅遊。有一天外出遊玩，下車時，突然左腿無法使力。當天到外科診所就診，X光片顯示：腰椎第四、五節輕微滑脫，服消炎止痛藥。第2天左手掌背腫痛，第4天手掌腫痛向上擴展到下臂，改看家醫科診所，醫生推測遭細菌感染，服抗生素。第5天腫痛再擴及肘，第6天竟右手右小腿腫痛，急送大醫院急診，由感染科醫師簽收住院。

住院檢查，血色素8，血小板1萬，心跳每分鐘100下，右肩積水，隨即發燒。使用各種抗生素始終是反覆燒退又起，於是跨科會診，有感染科、免疫風濕科、骨科、復健科、血液腫瘤科、新陳代謝科等六科，並骨髓切片檢查。被質疑的病名有：壞死性筋膜炎、蜂窩性組織炎、癌症、登革熱、愛滋病……。一次又一次的檢驗，並抽除左肩積水。折騰了一個月，右手腳腫痛退，但脫皮，血小板正常。左肩有三條肌腱部分斷裂，須手術清創再考慮能否接回，此部份因家人考慮中未處理。由左腿酸軟，最後變成雙腿酸軟無力，仍查不出病因，出院的診斷書上寫的病名是菌血症。

出院後的老闆娘，四處求醫，輾轉一個月都沒進展，難道後半生都要坐輪椅？心情和腳一樣酸軟，跌到谷底！弟弟極力推薦看中醫，大姐心想這麼嚴重的病，西醫都搞不定，中醫有什麼能耐？最後走投無路，就試試看吧！

當老闆娘進診間，是坐著輪椅，由兩個兒子攙扶進來，痛苦、鬱卒都寫在臉上。兒子一面敘述病情，她則一直看著我，看我要怎麼治療？她的左手掌背到腕全是黑咖啡色，左臂無法上舉，也無法使力，左眼特別模糊，左肩緊痛，臉上的老人斑配上滿頭白髮而顯得更暗沉。雙腿的酸軟無力，問題到底出在哪裡？

老闆娘生病2個月，體重瘦了6公斤，剛住院時體重60公斤卻貧血，血小板過少，心跳過快，左腿無力，左肩積水，左手掌腫痛，左眼視力模糊，全是左邊，表示問題出在血分，病位又都在心經系統上，加上消炎止痛藥最傷心、腎，使得病情雪上加霜，我認為是中風。

老闆娘沒有舉重物或跌撞，怎麼肩上就肌腱斷裂？部位正在肩井穴附近，此穴是肝的反射點，肝主筋，腳酸軟也是筋攣，第二決戰點取肝經。酸軟是痿證的一種，《內經》說「治痿獨取陽明」，又說「陽明者，五臟六腑之海，主潤宗筋。」宗筋主筋需要肌肉附著配合伸展收縮，所以陽明腸胃經也要疏理。總說老闆娘當天受風寒，是中風的一種，中風邪入經，使脊重不伸。

只要是年過60歲，不論什麼病，針灸前，一定先針百會穴補陽氣鎮神氣；心經系統，針內關穴；左手背的瘀暗，是氣滯血瘀，心氣無力送指端，用箭射法，從五指歧骨間往手腕透針，兼治肩及肌腱斷裂；筋的問題，必針陽陵泉、承山、太衝穴；肝病及腎，補腎是加強腎的「作強」能力，針腎俞；肌肉的伸縮力，取走全身膀胱經的胃俞、大腸俞穴；腰椎滑脫，針大腸俞、關元俞、秩邊、環跳、委中、崑崙穴；視力，針目窗、玉枕、風池穴。

第一次針灸，刺激量雖輕，但老闆娘好像很怕針，猶疑很久，要不要接受針灸治療？第2天她感覺腳有點不一樣，但說不出來，可點燃了一絲希望，決定繼續接受治療。前10天每天針，之後每周針3次，一個月後一周針2次，3個月後一周針1次。每次針灸她都哀哀叫，不過勇敢的老闆娘說：「醫生，你不用管我，你針你的，我叫我的。」我告訴她，只要澂張口就比較不痛，叫會洩氣。

處方水煎劑，以中風論治，修復神經元最重要也最好的藥是麻黃，一般以5錢開起，體弱者用3錢，遂次遞增，最大量開到1至2兩，但一定要加石膏來制衡，否則心臟會受不了。當麻黃開到1兩，一定要加人參補心氣，配以甘草調和諸藥，用藥就安全了，並用杏仁發表祛風邪；用桂枝通陽達四肢；重用黃耆益元氣，壯脾胃；活血通絡兼補血，只需少量的當歸、川芎。之後隨症加減藥味。

針灸第12次，可用助行器走路。針第20次，用2隻拐杖走路。針第25次用1隻拐杖走路，腰很酸，手可稍微上舉。針第31次可自行走路，步伐較慢。針第41次只剩左臂使力還不順。意外收獲是老人斑退了許多，黑頭髮增加，視力較清楚，還可以小跑步。心情快樂多了，軟腳蝦變活跳蝦！

落山風

每當東北季風呼嘯翻越中央山脈，橫掃恆春半島，瞬間風力達6、7級強度，相當於輕度颱風，這種風暴現象，不只是出現在恆春，也常出現在人生的旅程中。山林的芬多精，負離子是養生家的最愛，可是為什麼住在山明水秀的人，有的反而被癌細胞如落山風一樣煞到？

一位45歲的男士，不喜歡繁華的塵囂，跑到山上過著愜意的野鳥花香閒居日子。為了生活，也為了興趣，種些果樹作為經濟來源。不知不覺快樂的時光，一晃就是10年，好不快哉！身體一直很強健，只是近日右眼球後面，老是覺得怪怪的，有一點脹脹的，但視力未受影響，也就不以為意，後來卻漸漸痛起來，只好下山找眼科醫生治療。

醫生檢查結果，眼睛沒問題，請他轉診耳鼻喉科。他本人沒有耳鼻喉不舒服的症狀，耳鼻喉科醫生也說他的鼻子沒問題。最後照電腦斷層掃描，檢查結果發現眼睛後面靠近鼻子處，長了一顆5公分的惡性腫瘤。一切如醫院制式的一貫作業：開刀切除、化療。療程結束後，一切檢查指數全都正常，正高興與夢魘就此揮別！

化療結束後，這位山中人開始打嗝，不是普通的呃逆，而是24小時不間斷，打嗝打得厲害而難以進食，連睡覺時也難逃劫數，照打不誤。吃不下、睡不好，健壯的身子快速暴瘦，瘦骨嶙峋的，到處求醫，在中西醫間輾轉2年。一個打嗝，把所有看過的醫生都打敗了！肌肉鬆弛劑、加鎮定劑也止不住；也把山中人打得落花流水，先前的手術和化療都撐過去了，卻熬不過呃逆的折磨！

這位山中人一出現在診間，那個打嗝聲，引得現場的人側目而視，真是驚天地而泣鬼神，所有人的心都被他的聲音糾結了！山中人一直打嗝而無法講完一句完整的話，只好由兒子代述病情。他則是一張面具臉，面無表情，眼睛凹陷，帶著怨氣、怒氣、無奈和痛苦的眼神，這種苦難向誰訴？

有些疾病我會詢問病人，要不要接受針灸治療？雖然針灸可縮短療程，真的怕針的人就只服藥。而這位山中人的病太嚴重了，我直接說：「你要針灸，針灸再怎麼痛，也不會比打嗝帶給你的痛苦還痛。」他點點頭。針灸處理：先安神，針神庭對刺；補陽氣，針百會穴，為下強刺激的針法作先置的準備；打嗝，針頭臨泣穴往瞳孔方向沿皮刺、內關穴強刺激、幽門、巨闕、鳩尾、中脘穴，針完打嗝聲減輕。我停一下，問山中人還可以再接受針嗎？他立刻點了點頭，繼續針病位的攢竹穴，也是胃經的要道；最後針足三里、公孫穴。針完的剎那，病人和我一樣驚訝，打嗝竟然停了下來！5分鐘後又開始打嗝，但頻率和聲音減緩，回家後，病情如故。

因為病情嚴重，所以初期每天針灸。第二天複診，打嗝聲大而急，聽起來像實證，但因化療破壞所致，屬重病、久病，所以歸為虛呃，針回陽九針的太谿穴。採俯臥，從膀胱經下手，此經多有神經叢通過。針膈俞、肝俞、脾俞、胃俞穴，針尖以15角度進針沿皮刺，試引病邪出竅。針灸的30分鐘，山中人靜悄悄得令人想落淚！出針後山中人卻帶著恐懼的眼神說，他每到星期四、五、六就會大發作，而且越到晚上越厲害，因為第二天就是週四。我教他發作時急按內關、攢竹穴。用生薑搗爛貼肚臍。特別囑咐嚴禁冰冷瓜果、發性食物、豆類、香菇、韭菜、牛肉、鴨肉、鵝肉、豬頭皮、花生、芋頭。

處方以芍藥甘草湯為君藥，大劑量以解痙攣；化療後一片焦土，由熱極化寒，心陽衰而無力袪邪，也無力啟動自救機制，所以用四逆湯，回陽救逆；化療所造成的血瘀氣滯於膈膜下，三焦經上下不交通，用膈下逐瘀湯開膈散結；再加竹茹，開胃土之鬱，及精神之鬱卒並安眠。打嗝嚴重時可再服1次，或一次服2包藥。

山中人回家後，我心裏一直掛念他，不知週四是否受到落山風的暴襲？隔2天回診，見到他呃逆聲減輕很多，他說難得過了一個平安夜，反而到早上才又打嗝。病情緩和，較能說話了，我就問他：「你種果樹時，是不是有噴農藥？」他點點頭。我再說：「你可能常年種果樹，農藥隨山風迂迴，自己吸到不少。山坡地、山泉水也被污染，日久造成你的病，這叫因果病。」他聽了頭低下來。

恐懼呃逆發作的情緒，針1個月後才平息下來，針20次打嗝剩零星發作，針30次打嗝已完全沒發作，鞏固療效再針6次，歷時2個月針36次痊癒。他已不再種果樹，仍歸居山林。

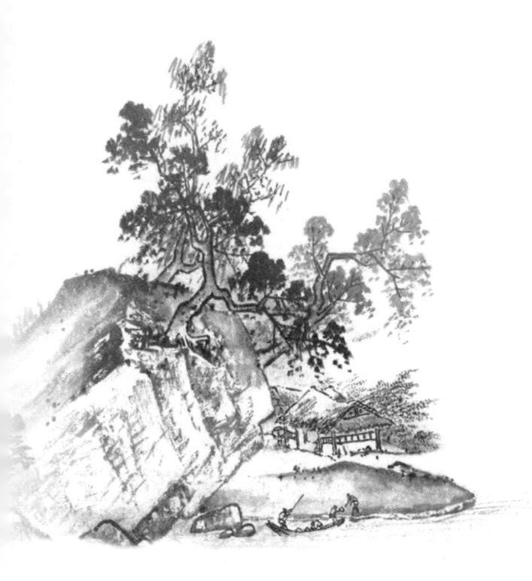

一瀉千里

什麼個性生什麼病，不少人以個性作為事情困挫的推托之詞。事實上，30歲以前，可以說是遺傳，是個性之故，但過30歲，就要自己對自己的人生負責，怪誰呀？有許多人想不開，更有些人是不願想開！

一位38歲電腦工程師，臉色蠟黃蒼白，眼睛凹陷，眼神無光，頭髮稀疏，容易疲勞，食慾差，皮膚黃，四肢冷，很怕冷。最困擾的是一天腹瀉5至6次，瀉出水狀和不消化的食物，已2年了，一直都看不好，也檢查不出問題何在。近半年較嚴重，體重由61公斤降到57公斤，身高172公分，瘦骨如柴，褲子好像隨時會掉下去般的繫不住，煩惱到失眠。當他敘述病情時，只有嘴動，臉上的肌肉都沒動，面無表情，真正見識到「不苟言笑」的人。

針灸處理：腸胃運化失靈，針中脘、關元、天樞、足三里、上巨虛穴；導腸胃穀道之水，走向水道，針陰陵泉、三陰交穴；加强肺經通條水道之治節，針尺澤；陽氣下陷，致腸道收澀不住，針百會、氣海穴；腎主二便，補腎，針關元穴；失眠，針神門、神庭穴；怕冷，針百會、內關穴。一周針2次。囑咐平日灸百會、天樞、神闕穴。每次10分鐘。

四肢冷，作暖心操：雙手掌用力握拳5秒，用力撐開5秒，連做9次；腳掌用力抓地5秒，用力撐開5秒，連做9次。腹瀉部份，用鹽塞肚臍，鹽上鋪一片薑，再用紙膠布貼上，可貼一整天，次日除去；夏天改洗好澡後貼，次晨除去，也可在上面用艾條薰15分鐘。或用蔥和鹽炒熟後，放入布袋內敷肚臍，15分鐘；或用大蒜搗爛貼足心，晚上貼次晨除去，貼太久易長水泡，味道難聞。

食療，用蘋果連皮切片，加一碗水，水煮開後小火煮10分鐘，吃果喝湯，早晚各1次；或用檸檬連皮切2片，浸溫開水200毫升，2分鐘，勿久浸易傷胃，取出檸檬片，稍加一點鹽，小口小口喝。處方用藥：雖然整體表徵，顯示他身體一派寒象，但舌下血管有怒張瘀紫；叩診腹部，腹直肌緊張，左脅肋處回音重濁，診斷是腸道有氣滯血瘀，所以用膈下逐瘀湯化瘀，用五苓散、車前子引腸道水入泌尿道，加上補養安神的桂枝加龍骨牡蠣湯，完全沒有使用腸胃藥。

隔周複診，療效出奇的好，工程師已不腹瀉了，大便雖軟，但已有成形，實在是很大的突破。但這位老兄臉上一點欣喜的表情都沒有，我問他：「難道你沒有一點高興，不必一直跑廁所嗎？」他只看了看我一下沒說話。我又說：「你一瀉千里到終點站了。」他冷不防的回了一句：「怎麼會是一瀉千里？我只是瀉肚子而已！」他的腦筋是不是抽筋了？我接著說：「老兄，你可不可以有點幽默感？我形容你水瀉的水，2年來連接起來有千里那麼遠了，是形容詞，好嗎，你可不可以有點想像力？」他那一絲不苟的表情真嚴肅啊！嚴肅得令人窒息！

工程師的腹瀉，治療一個月大致平穩，偶爾腹瀉，他就會嘟著嘴抱怨還會瀉肚子。我告訴他：「這是因為你的個性所致，你完美主義，用顯微鏡和放大鏡觀察自己和周圍的人事物。對食物、空氣、環境敏感，腸胃是情緒的反應爐，你的腸胃緊張到不知所措就瀉了。這也是你不敢交女朋友的原因吧！你嚴謹自律，但自律不是冷漠無情，那容易傷害別人，也傷害自己。」他搖搖頭說：「個性嘛！沒辦法！」

我盯著他問：「你都幾歲了？還說什麼個性，你的藉口很好，理由充分，那你就繼續過著瀉肚子、哪裡都不能去、沒有伴侶、瘦乾巴的人生！」有時候不用重口氣，點不醒陷在死胡同的人。他一時不知所措，臉紅了起來。我打鐵趁熱的說：「你好像孫悟空被壓在五行山底下一般，你自己解開自己套的金箍咒，把靈魂從禁錮中解脫出來。個性是你自己要塑造的，你最好痛下決心，痛改前非，扭轉一下你自己的人生，以免以後你的身體遭到大刑伺候。」

他的頭低了下來若有所思。

自從那次重錘之後，工程師來診臉上有了笑容，調理了3個月，面頰長出肉，臉色開始紅潤，看起來帥多了！有一天，他說：「醫生，我真的很感謝你，自從那次你的指點後，我回去真的好好的想自己的過去和未來，我也真的痛下決心，改變自己的個性，我現在快樂多了！」我聽了也很為他高興，這世界少了一顆不定時炸彈。

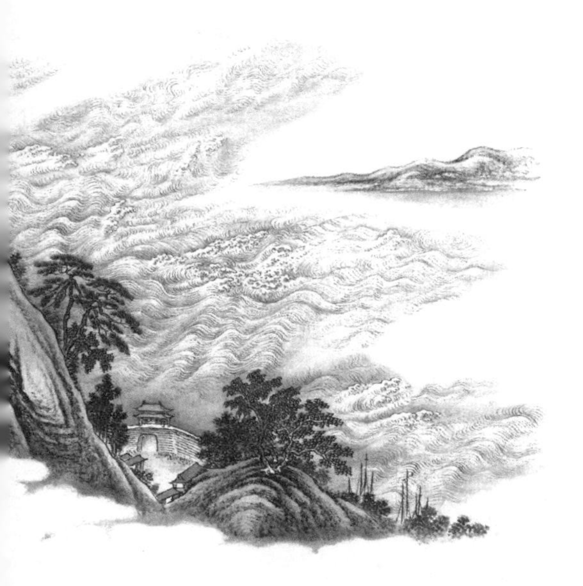

平安夜的鐘聲

二千多年前，耶穌降生在馬槽，聖善夜，黑暗中，光華十射！耶穌為人類贖罪，被自己所救贖的子民釘在十字架上！基督徒雖受難300年，但精神不朽，在世上繼續宣揚天國福音。聖誕夜成為全世界的節日，多數變成商機的狂歡夜。每當平安夜的鐘聲響起，真正帶給人的意義是什麼？誰能得到心靈的平安？

一位74歲的阿婆，自從第一次來看診，治療右肩頭痛，右腰痛麻至大腿內側，失眠等病症之後，好像一根緊緊的緣線牽住了，自此之後，定期約一周或二周針灸保養1次，沒甚麼事會間隔一個月才看診。歲月如梭，一晃眼，十年過去了！除了身體機能稍退化外，小感冒小病痛多數用針灸，偶而吃點藥就解決了，加上她有每天早晚固定走路運動30分鐘的習慣，一切還算平安。

半年不見，近期阿婆左下腹緊痛，大便不順暢，有時還出血。兒子見狀，硬拉老媽去醫院檢查，結果是大腸癌。女兒特別打電話來，偷偷告訴我病情，老媽本人不知實情，也不打算讓她知道。我問女兒：「你們子女有沒有大家商討一下，怎麼處理老媽的事？」女兒說：「大家都不忍心老媽接受西醫手術、化療、插管的摧殘。況且老媽不肯給西醫看，也不肯看其他醫生，只要給你看。」

這是我的大難題，我的醫術並不高超，不是無所不能，我坦承我的困窘，並擔心的問她女兒：「老媽怎麼辦？」女兒說不必特別處理，繼續給她保養就好。老媽一如往常，很怕熱，即使冬天四肢冰冷，也很少穿保暖褲和襪子。尤其不喜歡吃藥，這也救了她免於藥害。

針灸處理：老人須提補諸陽氣上升，兼防失智，針百會、四神聰、湧泉穴輪用；右肩頭臂酸痛，針二間透合谷穴、商陽、左頭維、尺澤穴，輪用。商陽和湧泉穴都很痛，有時不忍心老媽痛，就省略，她立即以為我忘了，還特別提醒我針該穴，真勇敢的老人家！腰痛，長骨刺，原本俯臥針較好，但老媽不喜歡俯臥，她很瘦，趴著不舒服，就針中渚、風池、後頂穴2針排刺，百會透通天穴，輪用；活絡關節，針合谷、太衝穴；腸的問題：針內關、公孫穴、百會透前頂穴、頭臨泣穴透向瞳孔方向，輪用。食欲差，針中脘、足三里穴。

不知不覺1年過去了，老人家除了老毛病，沒有特別重大病況。之後漸腰膝無力，吃少，沒胃口，每天都有排便，因為吃的少，所以也排的少，每次排如羊糞便，還帶著噗噗聲。老媽越來越瘦，身高156公分只有35公斤，而且出現腳踝以下水腫。針灸加除水的陰陵泉、築賓、太谿穴；補腎利水，針氣海、關元。請老媽腳踩細鹽，每次不超過10分鐘，針灸時水腫就消多了，回去後還是腫。

半個月後，開始出現呼吸會喘，針內關、中府穴。我告訴女兒，老媽應該是癌症惡化和轉移，我建議她給西醫處理，我只能緩解她的不舒服而已！家人還是頂著，而且老媽也不給其他醫生看，來看診時，雖不舒服，有時還有說有笑的。家人說盡量處理就好，針灸改一周2次。老媽的水腫發展迅速，2周後已腫到膝，如河水決堤，有時水從皮膚滲出，說話走路更喘了，幾乎寸步難行，要人攙扶，上樓臥房要兒子背。我告訴女兒，老媽病得很嚴重了，要有心理準備，可能過不了年關！老媽似乎也知道自己時日無多，對我說：「家族中最年長的壽命是83歲，我已85歲了，很滿足了，希望趕快能夠回去，別讓孩子負擔太久，他們都還要拚事業！」說著，老淚在眼眶裏打轉，慈母心哪！到最後都還為子女著想。

我握著老媽瘦弱的手說：「老媽，您永遠都為孩子著想，您真偉大！別擔心，孩子孝順是應該的，這樣他們才不會在您百年後，痛苦後悔沒有盡到孝道，而且身教也作給孫子看，這是傳統美德！」老媽苦澀而靦腆的笑。

老媽到了晚上就恐慌，尤其是午夜常驚叫，說她看到往生的親人和可怕的人來找她。老媽陽氣漸散，魄氣漸洩，陰氣漸重，就易與另外較低空間的頻率接上。我請女兒用艾條薰老媽的湧泉、關元穴，讓艾煙瀰漫，升陽袪邪。並將鹽和米混拌，放臥房四個角落，3天掃掉換新。之後，老媽驚叫惶恐有緩解。針灸針神庭透向印堂穴、眉衝穴透向眉頭方向、內關穴，止喘兼安神。針完老媽精神就好多了，臨走還微笑向我打招呼。

一周後水腫惡化嚴重，水從毛細孔滲出，針灸後出水很多！老媽問她的腳怎麼變那麼大！我笑著對她說：「以前您太瘦了，現在這樣胖胖的，很可愛呀！來！老媽，我幫您針得像18歲姑娘！」她老人家笑得好開心喔！還接著用台語說18歲少女年年春，而且也沒那麼喘了！

幾天後，當平安夜的鐘聲響起，老媽蒙主恩召，永遠靜享天賜安眠！女兒打電話來道謝，說老媽沒有受很大的痛苦，臨終時面容平和安詳，還帶著微笑，壽終正寢。

小可愛尿床

一般幼兒帶有父母給予的先天腎氣、腎精提供成長的機能，除非有先天疾病以外，3歲以後就不會尿床。偶而因白天玩得太累，精神受到刺激，睡前喝太多水而引起遺尿，過後又自行恢復正常的，都不算是病態。

一位8歲的小孩，吃素，總是羞答答的，臉圓圓的，眼睛大大圓圓的，煞是可愛，身邊朋友總喜歡叫她小可愛。父母對她講話總是輕聲細語的，處處顯現疼愛有加的情景，這位獨生女，真是掌上明珠啊！令父母苦惱的是，小可愛睡覺中會不自覺的尿床，所以晚上都要包尿布。小可愛上小學長大了，就一直不想包尿布，但試過幾次，結果是媽媽每次都要洗床單、被單和一堆衣服！爸媽勸說了好一陣子，小可愛才肯就醫。

我問小可愛：「我們來針灸好不好？才會快點好哦！才不會褲子尿得濕濕的哦！」我話還沒講完，小可愛的眼淚，像沒關的水龍頭一樣直流不停。爸爸馬上心疼的撫抱她說：「那就不要針灸，不針灸！」針灸是走氣的，父母小孩都不接受針灸，那樣的場，針灸的效果就會受影響，大打折扣，所以只開處方7天。小兒尿床，用小建中湯，或桂枝加龍骨牡蠣湯加麻黃，或麻黃附子細辛湯、五苓散，再加覆盆子的效果還不錯，藥味的口感算好，大部份的小孩都可以接受。

教媽媽幫小可愛洗澡後，作脊柱操：媽媽兩手掌先搓36下後，按摩背部，沿小孩脊柱尾椎開始，用兩手食指及拇指將皮膚捏提起，沿督脈，一邊推摩，一邊捏提至後頸部中央風府穴。向前捏提3下，之後向後捏提一下，作5遍。再用兩拇指在每個椎體棘突處按摩3下，尤其在腰部的腎俞、關元俞、膀胱俞穴多按摩，9下或36下，亦可在此處用艾條灸10分鐘。這個方法適合4個月大以上的嬰兒，不但成長較健康，也能早日脫離尿布，減少尿布疹。

第2周複診，媽媽說小可愛只吃1次藥就不肯吃了！父母凡事都順著孩子，不肯吃藥就不吃，也不用點方法鼓勵她吃。我問媽媽：「不吃藥、不針灸，那要如何治療？小孩的智慧、情緒的掌握都不成熟，不能一味的順孩子的意，錯過黃金時間，以後要調理就要花更多時間。」穿著時尚的媽，只是眼睛睜得大大的一直看著我！

我接著說：「你就要讓她知道，一定要接受治療，態度堅定，不要怕她哭，也不要捨不得她痛。小孩的眼睛都很精靈，看父母堅持，她沒得選擇，無法逃避，也就接受了。前幾次會哭，以後就好了！」爸媽也觀察了診所許多小孩針灸，很多都沒哭，有些會哭的小孩的針完也就像沒事一樣，不是在玩，就是在看診所書架上的兒童書，最後媽媽開口了：「我們再試一下針灸。」說到針灸，母女就展開拉鋸戰，小女孩哭著，半推半就的只針了百會穴，後來小可愛縮頭縮腦的，遛來遛去的，硬是不肯再針。爸媽在旁哄了半天，約20分鐘，好歹才又針了本神穴，又停了下來，爸媽又心軟了，就回家了！

第3周回診，還想再試針灸，家長說有和小孩溝通過了。小可愛抿著嘴，爸媽在旁哄著，我在她掙扎哭鬧的夾縫中快速進針，好像在演武打片一樣，大家都滿身大汗！針百會穴向前頂穴方向透針，雙針齊刺；本神穴向眼尾方向雙針齊刺，强間穴向腦戶穴透針雙針齊刺。教小孩自行早晚空掌拍關元穴108下，少吃寒性食物，早晚不要吃水果，晚上不要喝湯，可吃一點米糕拌龍眼乾。

第4周回診，媽媽就說小可愛有2天沒尿床，連小孩自己都可感受到自己進步，也願意針了。加針合谷、足三里穴，用以補土制水；三陰交、太谿穴，用以補腎，調解水液代謝。第一次小可愛針灸沒哭，出針時還笑呵呵的！看到她可愛的臉，張口笑卻顯露暴牙，我告訴媽媽，下次針灸順便治療暴牙，小孩牙床未固定，還很有彈性可塑，越小越好調整，療程也越短。媽媽聽了真高興！小可愛馬上說不要！

第5周回診，適逢寒假，針灸次數密集連日針，加針暴牙，針頰車穴向人中方向透針，請小孩自行按摩牙床、人中穴。小可愛已不用包尿布，但媽媽每晚都半夜叫醒她去尿尿，我告訴媽媽：「小孩腎氣應該已啓動。小孩應該是一覺到天亮，不必半夜起床尿尿。妳不要叫醒她，晚上是小孩發育的重要時刻，熟睡才會長得好。」媽媽聽了一臉猶疑的樣子。

最後媽媽鼓起勇氣試一下，當晚戰戰兢兢的不敢熟睡，擔心小可愛再尿床。結果小孩竟然一覺天明，褲子乾爽爽的，從此媽媽終於放下一大負擔。媽媽說小女孩不但暴牙緩和，也明顯長高了。前後針灸15次，歷時2個月，大功告成，爸媽、小可愛，甜蜜的小家庭，帶著甜美的笑容離開診所。

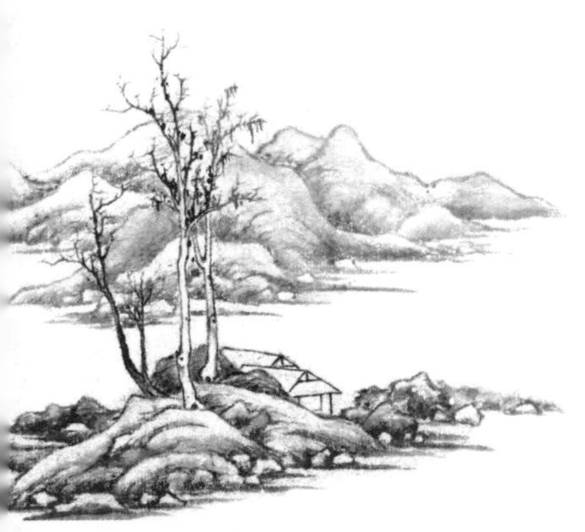

包大人

在診所最常見的溫馨畫面是：父母疼子女，夫妻情，姊妹情，子女孝順父母，而姊弟情較少見。

有一位大姊推著輪椅，上面坐著92歲中風的老媽，進了診間就說：「醫生，把我老媽針漂亮一點，她還想交男朋友。」逗得大家笑哈哈！老媽自從針灸後，走路較有力，吃飯胃口改善，心情也開朗許多。大姊見狀就有了信心，就問：「醫生，可不可以幫我弟弟治療？他有一次從樓上跌下來後，漸漸失去大小便能力，現在都要整天包尿布。」我回答說：「要看本人才知道有沒有辦法治？」

住在北部52歲的大弟早已放棄治療，因為曾經所作的努力都白費，但經不住大姊極力勸說，好歹也下來探望老媽。大弟從樓梯上跌下來後，去醫院檢查，醫生說沒什麼大礙，就回家了。漸漸的大小便不順暢，半年後竟連大小便尿到沾到褲子都沒感覺，只好包尿布，成了包大人。有一次夫妻吵架被老婆恥笑，使得原本豪氣萬千的男子漢自尊掃地，極度受傷害，因此染上毒品，逃避現實。後來雖戒了毒，卻換成大量的菸、酒麻痺自己。

當大弟走進診間，醉醺醺的，走路搖搖晃晃的，還要大姊扶著。初步診察完他的狀況，請他到針灸房候針，並等他酒醒。我告訴大姊，很少見到姊弟情濃於水的情景。已離婚的大姊說：「不論嫁得如何，娶得如何，都是外人，再不好是自己的弟弟，姊弟情要緊緊的拉著，互相扶持。」我聽了極為感動！

要針灸時，我告誡他，針灸前不能喝酒，會影響針的行氣。他一臉茫然，話很少，眼神不敢直視，很自卑的樣子。針灸處理：先開啓指揮中樞，針百會穴；醒腦，針四神聰穴；補腎氣，針氣海、關元穴；調氣血，針合谷、足三里、三陰交穴。請他早晚空掌拍關元穴108下。按摩腎俞穴，按摩後，手握空拳放腎俞穴處不動，原地踏步5到10分鐘。第一次針灸，穴少，刺激量輕，以便觀察他的反應。

見大弟意興闌珊，我嚴肅的對他說：「針灸是走氣的，你自己想要好的意志越強，效果越好。你最好打起精神來！你看你老姊用心良苦，把你帶來，還要為你打點很多事情。她自己耳朵重聽捨不得花錢治療，對你卻不計花費。」大弟回神愣了一下，頭低了下來。

第2次針灸，加頭皮針，與奮生殖區，從頭維刺向太陽穴；頂中線，由百會透刺前頂穴；額旁1線，由眉衝刺向攢竹穴；額旁3線，由本神刺向絲竹空穴。囑咐他回去灸神闕、關元、腎俞、命門穴，每次10至15分鐘。禁食冰品冷飲。因為他在台中只有一個月時間，姊姊叫他每天來針，並請我幫大弟調理情緒，他負面思想很嚴重。

第3次針灸，與奮生殖區，在百會穴齊下3針排刺，透向前頂穴；加强膀胱括約肌能力，針大敦、湧泉、三陰交穴。針最痛的湧泉穴他毫無反應，是不是酒喝太多了連神經都麻痺了。順便解酒毒，針築賓、太衝穴。大小便都由腎經主導，所以全力啓動腎功能。情緒問題，針頭上的神庭、本神穴，以便頭上的針，全部留至睡前才拔針。

大弟原本就失眠，大姊硬是把安眠藥藏起來不給他吃，他耍脾氣也不理他，這天他竟能入眠。第4診，大弟開始有了笑容，進門會打招呼，並樂於接受針灸。候診時都在看漫畫，童心未泯，不喝酒時可愛多了。針灸十幾次了毫無動靜，病情沒有一點進展，大弟也沒有任何怨言和質疑。

第19診，第一次有尿意，也有便意，驚喜的表情，淚水在眼眶内打轉，但還是無法忍尿。針灸加强尿傳導功能，針中極穴，針感放射至尿道，强刺激，强得他縮了一下，但他還撑得住；加强肛門括約肌收放能力，針承山、孔最穴。

第25診，終於可以自行大小便，不必再包尿布，鞏固療效又針了2次。儘管大姊叫他再多待一些時間，大弟執意要回家找工作，喝酒抽菸的次數已大大減少，調理前後判若兩人，快快樂樂的揮別。

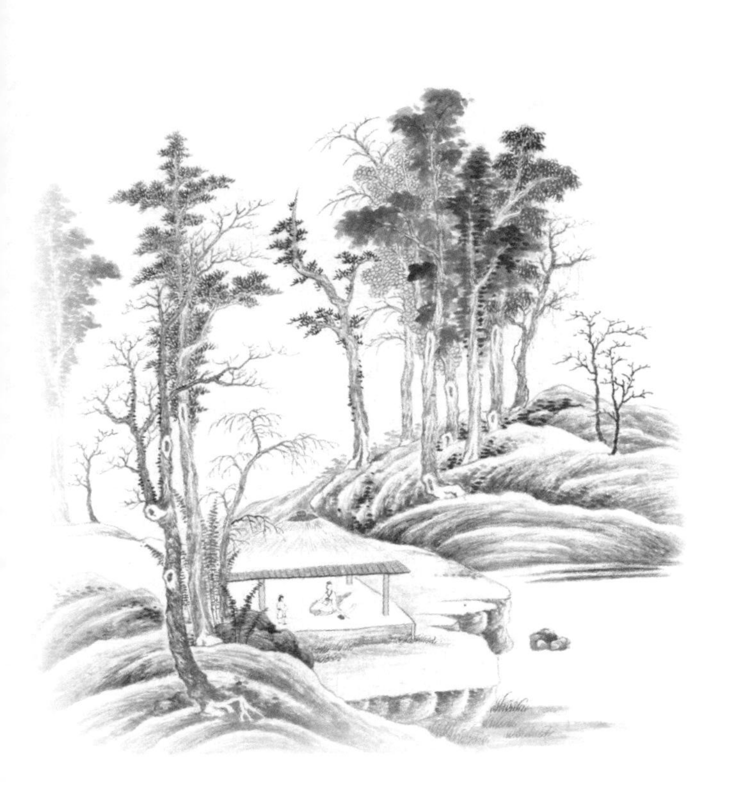

善良不可踐踏

有一位頗負盛名的老醫生，專治疑難症，儘管求診人數擠爆，他一天只看10個病人，有時還趕走8個病人。他說有的人得病是活該，有的人不值得救，把不是人的人治好，簡直是天理何在？

一位62歲的媽媽，由子女用汽車從北部載來，並扶著她進來，腰部繫著尿袋，一坐下來就哭訴：「醫生，你一定要救救我，我不要插著尿管過日子，西醫說我要插著尿管一輩子，那會要我命！我哪裏也不敢去！」並苦訴她為了這個病，已把所有的積蓄花光了，沒有能力付醫藥費！這位媽媽因尿道痛已治療了4年。

2個月前，她口乾舌燥，無論怎麼喝都無法解渴，一小時尿1次。2個星期後，演變成20至30分鐘尿1次，後來竟尿床，並開始發高燒。服藥一周燒不退，在西醫診所驗尿，結果是細菌感染引發腎盂腎炎。繼續服藥，高燒仍然未退，並出現噁心、嘔吐很厲害到無法進食，發展到最後無法排尿，只有用力大便時才會擠出幾滴尿來，而且腳開始水腫，腫到無法行走，於是轉診到大醫院。

醫院檢查結果：肺發炎，膀胱滿滿的尿，血糖280，白血球指數2萬4千，診斷為急性腎盂腎炎引發敗血症。立即住院治療2周，服抗生素就一直腹瀉，藥吃多了傷到咽喉，導致吞嚥困難，容易餓卻吃不下，一直打嗝。住院1周後試拔尿管，才2天，就因排尿量小，無力排尿，照超音波，膀胱充滿了尿，還腎積水，因此再度插回尿管。

針灸處理：現狀是腎及膀胱經氣虛，不能約束水道，加上服抗生素大苦大寒藥，傷了心氣，脈氣無力支援下焦腎氣，心腎不交以致泌尿系統失序。補腎氣，針氣海、關元穴，關元穴主治36種疾病引起不得尿，並請她自行灸此穴，每次15分鐘；補心氣，針內關、大陵穴，兼安神作用；調節膀胱運化功能，針中極、曲骨、五里穴；調理水液代謝機能，針水分、陰陵泉、三陰交、湧泉穴；水腫問題，利用開罐頭原理，使身體上下各開竅一孔，出水效果更好，上取風池穴，以瀉木利水，下取照海穴屬陰蹻脈，作為營衛氣血循環的橋樑；陽氣下陷，下焦寒，針百會、關元穴。教她自行按摩中極、陰陵泉、湧泉穴。並灸腎俞、關元、三陰交、水分穴。關元穴用空掌早晚各拍108下。

針灸第二天，就有排尿感，就到醫院拔尿管，但次日尿澀痛，下腹脹痛，並檢查出綠膿桿菌，再度插回尿管，第二天開始發燒。一個半月後，當她再回診時，發燒38.9度，有氣無力的由子女扶進診間，坐下來講沒二句，就破口痛罵先生拋棄她，連三字經都用上了。剛才還病懨懨的，罵起人來勁道十足，口沫橫飛。我對她說：「大小姐，顧好自己的身體要緊，省省力氣，留給自己和病魔作戰。」我話才剛落下，她馬上又接上，指責每一位曾幫她治療的醫生，把她搞成這樣，最後連老天、神明也罵上。三兩句就帶髒話，那刺耳的魔音，污染了診所整個場，大家都忍受她放肆的怒吼！

處方用藥：用豬苓湯治其尿道炎、腎炎、貧血、心煩不能眠；用葛根芩連湯，調整腸胃的紊亂，並瀉熱；再加蒲公英入脾胃，通腎，修復黏膜，瀉熱毒；加魚腥草解細菌、病毒之毒。針灸加外關、陽池穴退燒；肝氣鬱結，針太衝穴；常嘔吐，針內關、中脘穴。針灸完，體溫下降，但仍微熱。

第二天後，體溫仍在38度左右擺盪。連續發燒一個月，陽氣大傷，身體機能欲振乏力，無法與病邪作戰，見其四肢冷，第三診，處方去葛根芩連湯，改用強心溫腎陽的四逆湯。服後，體溫降到37.5度左右，有時正常，不穩定。第六診，處方去四逆湯，改濟生腎氣丸，全力補腎，用補法退燒。服後，體溫恢復正常，精神也改善很多。

之後，她會頻尿，有時會滲尿。每次看診，就要先痛罵老公一番，並抱怨她都沒有比較好。有一次嗓門提得很高，驚動所有候診的人，都側耳而聽，這位女士動不動就滿口髒話。善良不能被踐踏，慈善也有威嚴，我嚴肅的對她說：「大小姐，妳說話要憑良心，妳原來要插著尿管，現在自己可以尿；妳原來發燒久不退，現在體溫正常；妳原來吃什麼都吐不停，妳現在一天吐2次，妳敢說沒有比較好？」她沒有反應！

我接著說：「妳對所有治療過妳的醫生，嚴苛的批評，妳能好端端的坐在這裏，所有的醫生都有功勞。妳滿口髒話，妳的場很髒，妳的口很髒，妳的心很髒，不好的物質就會被妳吸引。妳的病是妳自己生活習慣及個性不好，累積而成，這是因果報應，即使名醫也難治業障病。妳連老天、神明都敢罵，不敬天，不敬神，老天也不會保佑妳。妳對所有治療過妳的人，包括我，幫妳治療那麼多次，沒收妳半毛錢，妳沒說過一聲謝謝，也就罷了，還敢囂張！妳不值得救！」

連神醫扁鵲都為自己立下六不治原則，我又奈何？

前列腺炎23年

前列腺位於膀胱前，護衛尿管、精管，所以稱為前列腺或攝護腺，形如倒著的栗子，和膀胱連著看，又如倒放的葫蘆，這個栗子腺，老祖宗稱為精門，是女人「性福」窩，守好男人的攝護腺，就會有較持久的幸福。

一位五官長得英俊，身材高瘦的47歲男士，卻面色恍白，有氣無力的陳述：已患前列腺炎23年，即24歲患病至今。西醫說是無菌性前列腺炎，治療一直未見好轉，仍排尿不順，有時灼熱，有時痛感放射到陰莖頭；尿道口時有粘液分泌物；會陰、肛門常墜有脹痛感；因為射精會刺痛，有時龜頭刺痛，或睪丸酸痛，有時精液帶血，日久變成早洩，甚至陽萎，已多年不敢行房，面對老婆真是垂頭喪氣！曾沮喪到數度想輕生。另外還有B肝，肝纖維化，夜尿2至3次，多夢，易醒，失眠，易疲倦，頭暈。

前列腺分為前、中、後、兩側共5葉，射精管開口於中央。具有內分泌、外分泌功能的性分泌腺。外分泌腺，所分泌的前列腺液，為精液的重要成份，提供精蟲活動所需營養，並輸送液體至尿道；內分泌腺，為前列腺素，所分泌物是一種激素，經血液送到全身，為無管腺。

前列腺炎的病因，儘管列舉有尿液刺激、病原微生物感染、過敏、免疫性因素，但仍無法確認真正起因，治療療效也不太理想。男性約有3成患前列腺炎，而性事不潔、多位性伴侶、肛交、自慰過度、房事不節制、忍精不洩、血液循環差者患病率較高。不但影響性功能，較易不孕，還會影響配偶引發婦科病、易得慢性腎炎。另外，易因內分泌失常導致精神異常。

針灸處理：促進前列腺周邊循環，針關元、中極穴，針感往陰部放射，原本在肛門和生殖器之間的會陰穴直接針療效好，但顧及隱私，請他自行按摩此穴；調解下焦血與水的調控，針陰陵泉、三陰交、太谿、足三里穴；肝經環繞陰器，針太衝、行間穴，兼調肝氣鬱結；前列腺與腎精、腎氣有關，強腎，針關元、氣海、湧泉穴；陰囊痛、龜頭痛，針曲骨、五里穴；尿道澀痛，淋漓不淨，針至陰穴，並教他常捏位於小趾甲外側之此穴。

平時做前列腺健康操：按摩陰陵泉、三陰交、湧泉穴至有熱感；按摩關元、中極、曲骨穴，正轉反轉各36下，先輕後重，感到酸、脹、痛為度；推摩肚臍至陰莖前，下沿腹股溝繞陰器，一次9回；按摩腰部至尾骶處，有熱感為度。從陰部到肛門，作提肛一縮一放運動，配合收縮時吸氣，放鬆時吐氣，每次縮放維持9秒，一天3次。

囑咐：勿久坐、久開車、久騎自行車。勿穿緊身內外褲。不抽菸，不喝烈酒或含酒精飲料、咖啡、柑橘類酸性食物，以免前列腺充血。少食生冷食物及冰品，寒性收引，易致前列腺收縮不利，以致排尿不順。少吃發物，例如：鴨、鵝、牛、豬頭皮、花生、豆類，以免引起充血、腫脹、甚至化膿。房事要節制，但不要完全禁慾，也不要性交中斷。

處方用藥：濕瘀阻滯，血尿首選豬苓湯；少腹痛有瘀，用桂枝茯苓丸；裏寒、血虛、水盛，用當歸芍藥散；血與水之結，當歸芍藥散與桂枝茯苓丸同用；睪丸墜痛，四逆散和豬苓湯同用，加枳實；尿泡沫很多，久難消失，加土茯苓、益母草；排尿困難，加冬葵子、木香；血精、血尿，加槐花、生地、白茅根，隨症選方加減用藥。

前後針灸28次，歷時3個月，期間會因太勞累，過食生冷，情緒變動激烈或抑鬱，會再發作外。這位俊男不但臉色紅潤，還長了些肉，已可以正常行房。他高興的說原以為是不治之症，沒想到竟可以痊癒。他還羞澀、輕輕的說比他更高興的是他老婆，不但她臉上有了笑容，而且夫妻感情如魚得水。

洗腎可逆嗎

當年想邁向醫學碩博士深造，去請教一位博士老中醫師指點迷津，他給我誠懇的忠告：「學術和救人有很大的差別。要想懸壺濟世，就要走臨床實務，病人就是你的老師，療效就是你的醫術、學術。」從此我選擇臨床，虛心的面對每一位病人老師，患者有時就是激發靈感的觸媒。

一位59歲女士，長年服高血壓藥，裝有心律調解器。一年前，有一陣子只要吃東西就吐，吐到後來無法進食，住進醫院檢查，10天後，檢驗出腎功能衰竭，於是開始洗腎，一周洗2次。她一直無法理解，怎麼生活起居簡樸，飲食清淡，醫生開的藥都準時服用，為何還落到洗腎的下場？這是不是醫界也要探討的問題？

當她來診時，一臉銅灰色，面皮皺褶很多，滿臉倦容，四肢冰冷，左手上動靜脈接管處腫又硬，手腕手掌都腫，一開口就散發出一股洗腎者特殊的氣味，眼神堅毅，一看診就問：「醫生，我可不可以不洗腎？」這簡直是天大的問題，多數的洗腎病人都認了，準備接受無期徒刑，洗一輩子。已洗腎了，腎都無能力工作了，有可能改變嗎？值得深思熟慮的搏一搏。

我問她：「妳要吃中藥嗎？針灸配合服中藥效果比較快！」她像受到魔咒般驚嚇的說：「西醫說不能吃中藥！」心想要請人殺敵，又限制人用武器，要怎麼作戰？但也要給病人一點認識中醫的時間。她拿來的檢驗指數只有2項：尿素氮81，肌酸酐9.9。她還會頭暈，心悸，易疲倦，腰酸背痛，內心有說不出的鬱卒。

針灸處理：見她一派陽虛，先補諸陽氣上升，針百會穴；解腎毒，針築賓、太谿、內關穴；補腎氣，針氣海、關元、湧泉穴；心律不整，針內關、間使、郄門穴輪用；心情鬱卒，針太衝、合谷穴；易抽筋，針承山穴；頭暈、貧血，針內關、血海、三陰交穴；手腫脹，針八邪穴；調節全身免疫系統，針合谷、足三里、三陰交穴。

針灸一周2次，針一個月後，銅灰色的臉轉為蠟黃色，精神改善很多，自己會尿尿，尿量也有增加，也許對治療有了信心，主動說要吃中藥水煎劑。但手腫脹的療效短暫，我勸她回西醫去處理，可能要重新接過管。她非常排斥再手術，一拖再拖！西醫也說除了重新手術外，別無他法。她不得已，最後還是去作手術。手術後，我看手掌和接管處還是腫，只是沒那麼硬了，皮膚顏色變暗，我請她常做伸掌、握拳動作來緩解不適。

針灸3個月19次後，她的檢查指數：血色素10.3、尿素氮40、肌酸酐6.69、腎絲球過濾率6.75。西醫同意她，一周洗腎2次改為1次，她歡天喜地的說她減刑了。洗腎的種種不適，隨著針藥次數的增加，都一一減到最低，口中已無特殊氣味，生活品質大大提高。但脫離洗腎困境的願望一直沒達成，她仍繼續努力來治療。

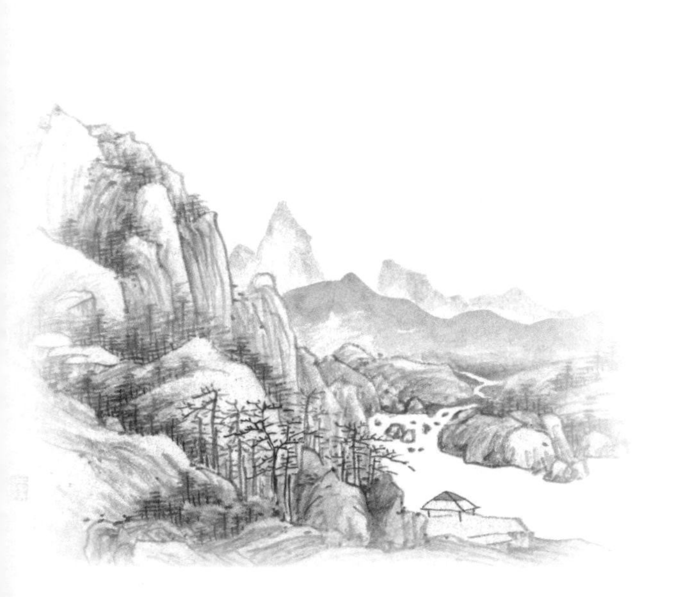

頑石點頭

人為萬物之靈，卻為萬物所折磨。在科技的誘導下，人們漸漸的失去自我。自己的健康被各種儀器所操控，漸漸的喪失自主權，及自行修復的機制。最好的醫生是自己，沉睡的猛獅，在醉生夢死中，何時醒過來？依照上帝的形象所造的人類，何時能神氣活現？

一位46歲老實忠厚的男士，有良好的生活習慣，平日很少生病，有點小恙也不喜歡吃藥，就來診所用針灸解決，倒也平安的過了一陣子。一向健康的他，有一天來診，卻臉色慘白，儘管他十分痛苦，卻善良的忍耐著，直等到他的診號才看診！真是有修為的君子！

他一坐上診椅，臉已被痛扭成一團，很痛苦的說：「右上腹劇烈疼痛到右腰部！」見狀，我立即先補陽氣，以免氣下陷，針百會穴，依痛的部位，從頭臨泣穴向眼球方向針，然後告訴他：「以後人很不舒服，要講，大部份的病患，都願意讓你先看。」他的臉是一陣蒼白，一陣鐵青。他老婆在旁急得不知所措的一直看著老公！

我一邊針灸，一邊問他：「你會不會想上廁所？有瀉肚子嗎？」他痛得答不出話來，直搖頭。我再問：「你有過結石嗎？」他仍然搖搖頭。我繼續針合谷、內關、章門、期門、陽陵泉、太衝、公孫穴來緩解他的劇痛。針完他扭曲的臉開始鬆動，慘白的臉也緩和一點，我問他：「是不是舒服一點了！」他點點頭，我就離開去處理其他病人。

回頭再來看這位先生，臉色沒有剛才那樣的慘白，但我看得出來他又大痛起來！真是老實人！善良老百姓！他雖然痛得要命，也沒有請老婆來叫我，自己忍吞著痛苦，看了真感動！我告訴他：「出針後，一次吃2包藥，如果繼續痛，就去掛急診，有可能是結石在作怪！」

適逢周末，第3天，老實人複診，臉色已恢復大半，我問他：「你的肚子痛，後來怎麼樣？」他回答說：「有去掛急診，醫生檢查說是結石卡在輸尿管，要作手術取出，我不想手術。醫生，有其他的方法可以處理嗎？」西醫開了消炎止痛、肌肉鬆弛的藥，疼痛稍為緩解。我教他一些方法，之後他就沒有來診，心裏一直掛念這位老實人。

他的小女兒眼睛睜得大大的，告訴阿公：「阿公！阿公！我跟你講，那個溫醫師不知道跟爸爸說什麼，爸爸有照著作，第2天爸爸尿尿的時候，就尿出小石頭，爸爸的肚子痛就好了，好神奇哦！」當阿公告訴我這件事時，我也感到驚訝萬分！阿公還很認真的要我教他，那個叫結石出局的法寶。

當時我教他老婆：用綠豆芽1兩、芹菜1兩，用開水燙2分鐘，早晚空腹服。或用5條玉米鬚，加5個雞肫，3碗水煮成一碗水，每天喝2次；或用雞肫研成粉，加薏仁煮粥。或用檸檬連皮切3片，放入200毫升溫開水，泡3分鐘後取出檸檬，喝其水，當茶喝。或檸檬用鹽水浸30分鐘，連皮打汁喝。或楊桃5顆煮10分鐘，加蜜服。或每晨先喝些水，再口含一片生薑，嚼爛後用水吞下。或白饅頭1個，內塞蔥白蒸，連吃10天。或化石草又叫貓鬚草2兩、石韋2兩，15碗水煮成6碗，2日份，照三餐各服1碗，連服6至10帖，石化排出。或綠色苦瓜加蜂蜜對泌尿系統結石有幫助。膽結石用綠色苦瓜，加蘋果汁。

叮嚀他：每天一定要吃早餐比較不易結石。飯後1小時勿喝茶。晚上11點前要睡覺，以免膽汁太濃，易結晶成結石。腎結石不宜過量攝取維他命C。可是這些療法緩不濟急，燃眉之急如何是好？我停頓了一下問他：「你要不要試試這個方法，喚醒你自己的自主權。」他夫妻倆眼巴巴的，不知道我在說什麼？

我鄭重的說：「凡物皆有靈性，人體的器官及流動在身體的物質都是有靈性的。你的器官組織、細胞是你的衆生，是為你這個主人、君王服務的。人在各種的誘惑下，漸漸的迷失了自主權，放棄了對自己身體的主宰，你現在要奪回你的君主權，向所有器官發出指令。首先你要向所有的器官組織說謝謝，謝謝他們為你辛苦工作了46年；你還要向他們說對不起，因為你自己某些做不好的因素，造成他們在受苦！」他夫妻倆睜大眼睛愣愣的聽！

我繼續說：「你開始發施令，叫心臟打血順利運送能量，叫肌肉努力收縮伸展工作，叫腎氣啓動作强功能，叫膀胱肌努力排出異物，最後要向結石喊話：『你卡在輸尿管內，你不舒服，我也不舒服，可不可以請你乖乖的自行下來，別讓我痛不欲生，那你算是作了一件大功德，佛家說所有的生命物質會在六道輪迴，以後你會有好的去處，拜託！拜託！』如果結石順利下來，記得向結石說聲謝謝。」我也不知道他能否接受這種思考方法，只見他夫妻倆滿臉疑惑！

一周後，他老婆因頭痛來診，並說：「我老公真的照醫生說的去做，和身體、石頭對話，藥和食療都還沒吃到，第2天就自己排出石頭來，太感謝醫生了！」我回答說：「是妳老公的誠意，使頑石點頭！誠則靈！」完美結局，皆大歡喜！

小沙彌

許多宗教教人在臨終時，最重要是要守住最後一念，例如淨土宗要誠念阿彌陀佛，才能往生極樂世界。其他宗教都有各自的法號，最終的願望和掛念，也會促成下世的因緣，乘願再來。

一位56歲的女老師，是學生眼中的良師慈母，她所教的學生，畢業後常會回來探望她。這位令人景仰的老師，總是帶著慈祥的笑容，輕聲柔語，不曾大聲說話。遇到她的人都可感受如沐春風的溫煦。誰都不知道，她極盡孝道的侍奉公婆，直到兩老往生的美德，都不曾喚起丈夫的疼愛！丈夫很少回家，到後來都不回家，也不提供生活費給家中妻小。她獨自扶養三個小孩，為要給孩子完整的名號，她從沒提出離婚的要求，對丈夫沒有任何要求或抗議。一切逆來順受，從沒有一句怨言，守口如瓶，把所有的滄桑悲慘都暗自獨吞！她茹苦含辛的把孩子養大了，也把身體的病養大了！

平時，有什麼病痛，能忍則忍，能拖就拖，偶而買點成藥解決。可是到後來，成藥已經擋不住如山洪爆發的病情的摧殘。熬不過好友的敦促，硬拉她來就診。見她才56歲就白髮蒼蒼，臉色暗淡無光，眼睛凹陷，視力模糊，下肢水腫嚴重，步履蹣跚有如80歲老婦。正服用類固醇，檢驗指數：血中白蛋白2.6（正常值3.8到5.1），尿中肌酐酸35.4（正常值60到250），尿中微白蛋白834.9（正常值30到300），尿蛋白163.2（正常值＜150），西醫診為紅斑性狼瘡、腎炎、腎病變、蛋白尿。

針灸處理：她整體陽氣下陷，針百會、氣海穴；强腎通調水道，針氣海、關元、復溜、太谿穴；蛋白尿，以補土治水，針足三里、公孫穴；補腎，灸關元、湧泉、然谷穴；腎炎、腎病變，針築賓穴；升發斑毒，皮膚癢，針風池、曲池、血海穴；紅斑性狼瘡，為血毒，須補心、腎、化瘀血，針內關、太谿、血海、三陰交；失眠，針神門、太衝穴。囑咐她：用荷蘭芹2兩，用水300毫升煮10分鐘，每天喝1杯；或香菜1兩，水300毫升煮10分鐘，傍晚喝；或用胡瓜3兩，淡竹葉1錢，3碗水煮成1碗。以上藥膳輪流喝，可助腎所累積的毒物排出。

治療3個月後，尿中肌酐酸92.3，尿蛋白119.6，血中白蛋白2.8，血清補體C3是63.7（正常值90到180），C4是7.24（正常值10到40），西醫作腎切片，結果是不必洗腎，但她全身出現黯褐色斑，有服類固醇。紅斑性狼瘡最易發生在女性生理期間感冒或生其他病症，服用抗生素，此類大苦大寒藥，傷了心臟；心氣虛，經血下行不利，致使經血逆流，循經逆流到心臟，心臟再將逆流的經血，隨血液循環分佈，以致身體發斑。如果服用類固醇，即副腎皮質荷爾蒙，會將斑毒逼回心臟，眼不見為淨。日久，如果免疫系統下降，或氣血虛而無力作戰時，最後會造成心、腎衰竭。

當她身體不舒服時，都不肯請假。她從公職退休下來，也不肯閒著養病，又轉到南部一所佛教學校，繼續作志工老師，就沒再來診。3年後，因皮膚癢得不能入睡再來看診。此時的她，有如90歲老婦般蒼老脆弱，生命微弱如燭光在搖擺！我勸她不要再去教書，在家靜養。但她堅毅的生命力，繼續在教職上燃燒殆盡！閨中好友不禁問蒼天：為什麼她要承受那麼多的苦？為什麼好人活得如此悽慘？為什麼善良的人沒好報？最後她熬不過1年，蠟炬成灰！她人生的布幕急速拉下！

她遺言，不要勞動大家，追思會只有少數親友，校長唸追悼文時數度哽咽泣不成聲！他說這慈愛的老師每天半夜都起身為學生蓋被，現在年輕老師都無法做到這一點，她向來都是為別人著想，從來都不肯為自己輕鬆一點。最後丈夫才在追思會上出現，抱棺痛哭痛悔！她的兒子說：「母親臨終時說做人太苦了，來世希望出生就做小沙彌，要好好修行！」

醫對醫

主持一家西醫診所的院長醫生，能力超强，旗下的醫生、醫護人員都有嚴格的一套標準作業程序，醫療品質盡善盡美。有一天這位58歲的院長看到一篇醫案後，由南部來看診。

如果不是病歷上職業欄填的是醫生，怎麼也看不出他是醫生。因為那張臉暗又蠟黃得好像得嚴重肝病，大大的眼睛卻眼眶凹陷，眼神和那濃密的眉毛都無光澤，說話聲小而溫和，步履蹣跚，瘦乾巴的。院長陳述他的病情：最大的病狀就是累，不論睡多久還是累，提不起勁，吃不下、睡不好，所有可以檢查的項目都檢查過了，而且不止一次，結果都一樣，一切正常。到底他得了什麼病？

我診察他的狀況後，對院長說：「你心氣渙散，肝經疲憊，最重要的根由是個性，在强烈壓榨身體，你完美主義，受不了一點缺陷。」院長很驚訝我的診斷，問我：「你是怎麼看出的？我們素昧平生未見過面。」雖然臉色難看，其實他外表斯文，謙和，講話不急不徐的，眉宇間充滿仁人志士的氣息，他沒有接觸過中醫，也沒有針灸過，但願意試一試，反正西藥已吃多了，都不太有作用。我告訴院長，他的特效藥九個字：「舉重若輕，四兩撥千斤。」高手過招，點到為止。

針灸最能有立即性的緩解，先設法讓他放鬆，又強心氣，針百會、合谷、間使、陽陵泉、三陰交、神門穴。第一次針灸，穴少，刺激量輕，以調氣為主，給他練習針的感覺。出針後，見他神清氣爽的跑到櫃檯去預約下次看診時間。幾次看診，都作全身性的調理，院長的症狀改善很多，話也多了。

有一天門診，他在掛號台前，臉色發白，頭眩暈得厲害，櫃檯小姐請他先看診。我見狀，快速針百會穴，點刺曲池、勞宮穴。院長臉色稍轉，我再用天羅水噴印堂、勞宮、大椎穴和腕內側，用刮痧板由內關刮向曲澤穴，皮膚出現紅斑塊後止。院長說胸悶舒緩多了，不那麼暈，也不噁心想吐了。他說他常為了病人苦苦思索醫療方法，廢寢忘食的研究，也常義務為患者治病，勞累過度。聽了真讓人感動，實在是難得一見的慈悲醫生。

不過，我語重心長的說：「院長，當醫生當久了，你有沒有發覺，有些患者的病，怎麼治都治不好，診治方法沒有錯，藥也對症，就是治不好？」院長思索一下，很認同的點點頭，表示以前都沒想過這個問題，並問為什麼？我回答：「萬病由心造，凡事都有因緣關係。治法和藥症相符，就堅持原則，雖然當前效果不彰，治一段時間，病情就會好轉。原因是病要好，患者要付出代價，要承受一定的苦，境由心轉，他的病業才會散失，也就是病好的關鍵在老天和患者本身。醫生醫術再高超永遠大不了天意，天命難違。」院長的眼神閃閃發光。

醫對醫，就敞開心胸分享，我說：「生病是老天的祝福，是給患者一個啓發，一個反省自己個性，生活起居，價值觀，人生觀的大好機會。要讓患者自己思考，要學會管理自己的情緒和健康，其實病人自己才是最好的醫生。像你這樣什麼都把病人處理好，沒讓他藉由病得到重整人生的機會，你剝奪了病人成長的機會。最重要的是你自己的健康也耗損掉了，好似泥菩薩過江，慈悲變成對自己、家人、其他衆多可救的患者是一種殘忍。」

峰迴路轉，我誠懇的接著說：「釋迦牟尼佛曾說，末法時期萬魔出世。惡魔不只毀壞佛法，更在腐蝕人心。救人救心哪！作醫生的除了要作為中流砥柱外，更要藉由古時神醫必修課——打坐練功，强大自己細胞的能量，才能醫不沾染，在濁病中不沾染病邪，不讓病邪滲透或穿越身體，不要敗給病魔，也不要讓心魔扯爛。留得青山在，細水長流，救更多的人！」

說完兩人都沉默許久，只聽到外面候診病人的吵雜聲。針灸完，院長跑來跟我說：「我眞喜歡來看診，身心靈都舒暢！謝謝溫醫師！」

浴火鳳凰

遠古時代，原始人類在森林裏，以切、割、燒、殺方式取得食物。當今已廿一世紀，人類在水泥叢林裏，仍在上演著切、割、燒、殺方式的射獵行為，哀鴻遍野！人類甚麼時候才會覺醒，不再波此傷害？

一位92歲的老爸拄著拐杖，還要女兒扶著，氣喘如牛，舉步維艱的走進診所，我趕快起身幫忙扶上診椅。85歲的老媽隨後跟著進來。老爸眼睛浮腫，眼中含著水，口水流不停，臉色慘白，頭髮稀疏幾乎無髮。老爸得肝癌，手術切除後移轉大腸，再次手術，半年後又轉移到骨，正在作化療。老媽得子宮頸癌，已作切除手術並化療。一對風燭殘年的同命鴛鴦，水深火熱的，在火浴中的鳳凰，何時能重生？

聽完女兒敘述病情後，我告訴她：「老爸老媽的病我沒有能力治療，我能做的就是減輕他們一點痛苦！」女兒苦澀的笑笑說：「這樣就好。」二位老人都沒針灸過，但止痛藥也沒有讓他們好過！所以女兒想試一下針灸。我問老爸：「我幫您針灸好嗎？您一定很難受，針灸可以舒緩一些！」雖然他的身體如廢墟焦土，卻有個堅毅的眼神，他聽了點點頭。針灸一定要問過病人，只要願意針，行氣較不受阻，效果也較好。

這麼脆弱的身子，尤其是老爸，好像風一吹他就會倒，蠟燭一吹就要滅了的樣子，陰森森的，針灸要如何下手？兩老都先針了百會、內關穴，以穩住陽氣、心氣，以免散得太快、太多；兩老都失眠，針神庭、神門穴，守著神氣，減少魂飛魄散；腸胃常咕咕叫，吃不下，針中脘、足三里穴；老爸加公孫穴消腹脹；頭痛，眼睛乾澀，筋骨酸痛無力，用合谷穴全收了！老人家氣血虛，針數要少，刺激量要輕，之後隨症加減穴位。

兩老看診的車程，候診和治療都要花時間，這對重病人，是如此漫長的煎熬！並沒有預期他們複診。第二周，女兒還是載爸媽來看診，說針灸後雙親都覺得舒服一點。針灸幾次後，老媽狀況穩定多了！老爸有來針灸時，精神會好一點，但是只要再去作化療後，又陷落如奄奄一息。雖然如此，身材高大的老爸，儘管步伐慢，卻是挺著胸，昂首闊步的，好像生命的鬥士，每當我問他：「針灸痛不痛？」只要有女兒在場，他都說不痛。天下父母心，慈父不忍女兒心痛，自己的淚卻在眼眶裏打轉，我偷偷的幫他擦眼淚，輕撫他的肩膀，豎起大姆指，在他耳邊說：「老爸，您好勇敢！」我知道他痛苦不堪，甚至痛不欲生！

孝順的女兒，為了照顧爸媽，賠上了青春，也犧牲了自己的感情。有一天，幫兩位老人家針灸完，我請女兒到診間來，對她說：「妳的孝心實在令人感動！老爸老媽都很配合妳的要求。妳要不要想一想，他們的癌症有可能好嗎？尤其是老爸，生命力已脆弱，都92歲了，妳忍心眼睜睜的看著老爸接受沒有希望的治療，還要忍受化療的痛苦！妳爸好像受凌遲的酷刑，在人間煉獄裏受盡折磨，如果他是我家人，我不會讓他接受這些殘不忍睹的煎熬！」

女兒沉默許久後說：「那是醫生說要作的療程！」我回答：「小姐，妳有權利主張不作，不必任人宰割！我知道妳很孝順，妳賺的錢都花在兩老的醫藥費上了，這些錢拿來帶他們去走走玩玩，買他們喜歡的食物，買幾件漂亮的衣服，讓老人家在人生最後的時間，至少有點快樂、有點尊嚴的走！老爸再這樣作化療又電療的，恐怕是兩敗俱傷，很快就要插管了！妳可以考慮到最後很痛苦時，給他打嗎啡，減少他的痛苦！」女兒眉頭底下，淚水在眼眶裏，卻緊咬著嘴唇，强忍著不讓眼淚流下，就怕父母看見。

過二周後再複診時，女兒告訴我她停止了老爸的化療、電療！針灸幾次後，老爸走路較順利，喘有減輕，臉沒那麼浮腫，口水也減少了，可以吃得下東西了，精神好一點時，還會跟我聊幾句。最後1次針灸結束，臨走前，老人家還特別向我道謝，這一謝成永別。

小不點哇哇叫

一般小嬰兒五臟功能皆未健全，肉脆血少氣弱。但具有純陽之體的特性，生機蓬勃，蒸蒸日上，啼哭嘻笑變化像翻書一樣快！發病容易，傳變也迅速；如果處理得當，因為嬰兒臟氣清靈，心靈純潔未受污染，所以也容易康復。

在少子化的情況下，每一個出生嬰兒，都是家族的大喜事，個個都是寶！初為人父的爸爸，沉浸在小嬰兒長得像自己的喜悅當中！喜上眉梢的日子才二個多月，就眉頭緊皺的帶著妻兒搭飛機來看診。見到小男嬰，不知道是不是暈機的關係，他恍神，臉色蒼白，驚魂未定的樣子。

初為人母的媽，慌張的陳述孩子的病狀：身上多處長濕疹，而且越長越多，食量少，大便糊黏。因住在海島上，媽媽懷孕期間吃很多魚蝦，天氣熱又喝很多飲料。產後想增加乳汁，也吃很多蝦、海產、花生。雖然乳汁充沛，可是小嬰兒的皮膚卻越來越糟！有到附近診所拿藥擦，效果有限，愛子心切，乾脆特地飛一趟來求診。

看了看小男嬰的症狀，處方開藥後，媽媽緊張的問：「小孩那麼小會吃藥嗎？」我教她把自己的食指先洗乾淨，再沾藥粉，分幾次去擦小嬰兒的牙床，靠近舌根處，藥就會與唾液混拌吞下。小嬰兒味覺還不靈敏，較易接受藥味。並教媽媽按摩小嬰兒的四縫穴，即食、中、無名指及小指四指的中節，可解熱除煩，調解經絡臟腑。請媽媽不要吃會引起皮膚過敏的食物，牛奶、帶殼海鮮、芒果、南瓜、竹筍、芋頭、花生、豬頭皮及冰品冷飲，以免濕熱氣及過敏物質從乳汁中傳給小嬰兒，惡性循環，皮膚也難好。

二周後回診，我一看小男嬰，真是不得了！他不但沒比較好，而且更嚴重，滿頭長滿了瘡，有的發膿，有的滲出組織液，接近囟門處也長了瘡膿，而囟門還未密合，會不會滲入腦？真教人擔心！原本3個月大嬰兒，應該15至20小時都在恬靜的睡眠，可是小男嬰可能癢而無法安眠，動來動去的，自己又抓不到癢處，也無法用言語表達，那落寞無奈的眼神，教人看了真心疼！

原來媽媽說小男嬰把藥吐出不肯吃藥，所以藥都沒吃，再到診所拿藥擦，病勢卻快速發展，嚇到了，趕快帶來看診。小嬰兒的食指第一節靠近掌邊的為風關，第二節為氣關，第三節為命關，我輕輕的從指尖的命關推向風關，指紋色澤接近暗紫色，表示有濕熱邪。啼哭是嬰兒語言，哭聲最好是清亮，小男嬰的哭聲是斷斷續續的哭，和指紋之象不相符合，也許是暈機或累了之故。大便稀色黃褐，有時綠，味臭。

診察完，我問爸媽：「給小嬰兒針灸好不好？小不點是純陽之體，經絡傳導很快，療效也快。」爸媽聽了愣住了！才3個月大的嬰兒要針灸？他倆互相看了一下，遲疑了一會兒，爸爸沒出聲，媽媽膽怯的說：「那就針灸吧！看小不點的皮膚慘成這樣很可憐！」問是這樣問了，媽媽也回應了，這時我才警覺趕快思慮，3個月大的嬰兒，要怎樣針？針的刺激量多少？針數多少？安全深度多少？心中盤算了一下，稍有個底了！

針灸前的衛教很重要，我向爸媽說：「小嬰兒不知道怕針，小孩的根繫在父母身上，你們要鎮定，不要有針灸很痛，捨不得小孩受苦的念頭，你們不要有驚恐或緊張的表情，父母的想法和場會影響小孩，母子連心，小孩會感受得到。只要保持平常心，希望孩子快點好，要他勇敢就好，小不點就不會驚慌！。」爸媽聽了點點頭，我看他們心理準備好了，就開始下針。

針灸處理：原本要針百會穴，促進腦周循環，因小男嬰囟門未合，頭又小，安全起見沒用此穴。袪風邪，針右風池穴；解血毒，針左曲池，左血海穴；思考右屬氣，左屬血，小兒針數宜少輕刺激，順以觀察他的反應。當小男嬰針完，沒什麼反應，只是好像被什麼咬了一下，眼睛還向四周探索，莫明的不知道發生了什麼事？爸爸在旁看了還是一副捨不得的樣子！特別囑咐：一歲前不可帶小孩過門，去拜訪親朋好友，不能參加廟會、超度法會、喪事。

第二天回診，爸媽高興的說：「小孩昨天難得好好的睡了一覺，睡得很甜！」表示回家前再來針1次加强。那就針全身了！正式針時，小不點哇哇叫，一反昨日病懨懨的樣子，哭得好大聲！就當作全身運動一下。加針合谷、足三里穴，補土以袪濕，皆針雙側。另帶特製藥膏、收傷口血水的收口藥粉、天羅水用以消炎消腫，外治瘡瘍。既然媽媽餵藥難餵，病勢又兇猛，另開皮膚解毒藥給媽媽吃，藉由乳汁轉餵小兒，母子各服不同的藥。

交待媽媽幫小男嬰按摩針灸的穴位，每次9下。不可用有香味的肥皂，或沐浴乳給小孩洗澡，用淡淡的小蘇打水或過夜淡茶葉水沖瘡疹。或用燕麥放入絲襪綁緊，放洗澡水內泡15分鐘，再給小嬰兒洗澡。不要給小孩穿太厚的衣服。

他們回去後，我一直惦念小不點的病情。過二周後再回診，只見媽媽笑嘻嘻的說她餵藥的技術進步了，小寶寶的藥都按時服完。我則是看傻了眼，小兒的頭完全痊癒，身上的濕疹全退，只剩臉部濕疹，針灸加迎香穴。再帶藥回去服用，小不點的皮膚很快就緩解了。

力挽狂瀾

隨著電燈的發明，人類的日子變長了，「作人」的良機也都在良宵中揮霍，致使不孕症的夫妻越來越多。而有些人當送子觀音來敲門時，卻非徊徬徨不已！

一位40歲的銀行女性職員，瘦弱，易緊張，繁重的業務，致使她每天下班都筋疲力盡。回到家，上有公婆，下有一雙小女兒要照顧，還要做家事，苦不堪言！一個不小心，每月準時來報到的月經，竟遲2周未來，急忙去婦科檢查，當醫生恭喜她有喜時，她卻愁眉苦臉的欲哭無淚！

全家人都反對她懷孕，說她年紀太大，高齡產婦有危險而且還身體不好；說家庭經濟養不起第3個小孩；說父母年老已無力帶孫子；說怕萬一還是生女的。她自己也不想再承受家庭職業三頭燒的困苦，於是和婦產科醫生約好拿胎的日子，要作流產手術前，先來調一下身體，希望手術後能儘快復原好上班。

當她敘述完病情，我愣住了，望著她很久，握握她的手，很嚴肅而輕聲的說：「妳要不要再考慮一下?」她遲疑了一下說:「日子都約好了,下周就要作手術了。」我緊接著說:「約好了也可以改,妳腹中的胎兒好傷痛的在哭泣啊!還沒出生見到媽媽,媽媽就不要他了,這是殺生啊!殺害自己的孩子!」頓時她熱淚滿眶,頭低了下來!

我說:「如果妳不要這個孩子,妳可不可以把他生下來,送給別人養?好多人想要孩子生不出來。」她抽泣的回答:「孩子給別人養,我心裡過意不去,會很難過!」我接著說:「總比妳殺生好。妳知不知道為什麼有特別超度嬰靈的嗎?還有佛教常做的超度法會,妳知道為什麼要超度嗎?因為每一個生命都很珍貴的,都是有使命的,有一定的陽壽。如果陽壽是80歲,在胎中就人為的被殺死,那他就要在一個沒有吃沒有喝的地方,待上80年才可以轉世,那對小生命是多麼殘忍和殘酷的啊!而且還打亂了上帝已安排好和他有關的一切生活周遭,所以也得罪了安排的神明!加上小孩的怨氣,形成業債,以後造成妳身體的不舒服和有些事情的困挫。」

她聽了一把鼻涕,一把眼淚,我拿面紙給她,她擦擦眼淚後問:「那我該怎麼辦?怎麼面對家人?」我回答:「媽媽是最勇敢,最偉大的,許多媽媽為了保護孩子,不惜犧牲自己的生命,吃盡苦頭也默默承受!想想,那是妳的骨肉啊!妳要勇敢的堅持!」她似乎心動了!

我輕輕柔柔的說：「說不定這孩子會帶給妳或全家福份，沖喜來了，到時候經濟問題可能就迎刃而解。妳的年齡不是問題，因為妳已生過2胎了，現在生不會有高齡生產的問題，身體和懷孕、生產的過程，我可以用針灸幫妳度過。而且產後的作月子，是調體質最好的時機，這次也是妳最後1次，因生產調理身體的機會了。現在性別已不是問題，可以約定從母姓。」她點點頭，擦乾眼淚，準備回去面對家人強大的壓力，大吵一番。

我每天都在為她祈禱，祈求上蒼給她力量救救小生命！也一直如坐針氈的等她回診。隔二周後她才回診，在櫃檯看到她時，我真緊張，不知結果如何？但在她之前還有6個病人要看，心裡七上八下的。終於輪到她了，她一坐下來就說：「我正在害喜，噁心想吐，吃不下！」頓時我鬆了一口氣，此症狀表示她沒去做流產手術。

害喜食療，用鯽魚煮糯米粥，早晚吃；或用醋、生薑以4：1的比例，先煮沸，加雞蛋、冰糖、水再煮沸，吃蛋喝湯；或用烏梅加黑糖煮水當茶喝。另用生薑搗一搗貼肚臍。正發作或有空時按內關穴。孕婦有些穴位禁針，健脾强胃以强母養胎，針頭皮針胃區，從頭臨泣穴針向眉毛，加足三里穴；養胎、安胎，針生殖區從頭維穴針向眉尾；易疲倦，針百會穴；害喜噁心，針內關，情況嚴重時加針間使穴；預防感冒，針百會、風池、曲池穴，情緒不穩，針神門、太衝穴。

每周針灸一次，三個月後一切平穩，產檢母子皆正常，五個月後得知是女生，她沒有表示遺憾的樣子。產前一個月，加强生產順利以轉胎，加針三陰交、陰陵泉、血海穴；處方加强解胎毒，用保產無憂方，當歸芍藥散加車前子、黃連。最後臨盆，減少腹痛，用當歸芍藥散、芍藥甘草湯，加木香、冬葵子。並備好一個月的月子餐藥膳調身體。一切都平安順利生產。

五年後，有一次因感冒來診，她很興奮的特別感謝我當初力挽狂瀾，讓她生下一個漂亮的小女兒。說也奇怪的事，原本娘家媽媽身體不好，在懷孕七個月後漸健朗起來，說要幫她帶小孩，省了不少保姆費。而且小嬰兒非常乖巧，很少哭鬧，很好帶。長大後很貼心可愛，常常給她許多歡樂和慰藉，她自己也因為月子作得好，身體健康多了，一切都迎刃而解。

子宮違章建築

孕育生命的子宮，是每個人來到世界的第一站宮邸，是充滿生命奧秘美妙的地方，也是七情六慾的搖滾樂器，生命的旋律如果不和諧了，迷一樣的子宮就會竄出違章建築，破壞生命景觀，點點哀愁隨之漫舞！

一位39歲女士，在西醫界工作，壓力很大，人際關係很緊張，常生悶氣，夏天冰飲料不離口，連月經期間嚴禁冰品的常識，也被拋到腦後，常用清涼的口感，撫平煩躁的情緒。日復一日，形如違章建築，纍纍如磚頭的子宮肌瘤大肆亂堆，最大顆是13公分，另外一顆是8公分，還有其他小小多顆的肌瘤。她的子宮肌瘤大到引起腰痠，壓到直腸造成便秘，經期腹痛很厲害，月經周期不規律，常頭昏。西醫說她的肌瘤大得使子宮內腔變形，輸卵管變位，而阻礙受精卵著床與發育。醫生說她幾乎不可能懷孕。

既然不可能受孕，所以她放心的都沒避孕。原本月經周期就不規律，卻2個月月經都不見影子，肚子一直隱隱作痛又脹，於是去看婦產科，檢查結果，醫生大吃一驚，不敢相信：

她懷孕了。怎麼可能？但事實擺在眼前，勝於雄辯。問題緊接踵而來，高齡懷孕，又第一胎，風險很大，連醫生也不樂觀。盼孫心切的公公介紹來看診。

這位準媽媽來看診時，絲毫沒有一點初為人母的喜悅，表情僵硬冷漠，眉頭緊皺，嘴唇緊閉，肚子痛不停，懷疑胎兒是否保得住？會不會妊娠中毒或其他不良反應？擔心自己會不會血崩？更疑心的是，中醫能治嗎？在西醫界待久了，對中醫很是歧見，如果不是公公强力催駕，不太情願來看診的樣子，眼神充滿疑惑與無奈！我問話，她答沒幾句。

人在屋簷下，準媽媽勉為其難的同意針灸。腹痛最好用的合谷、三陰交穴，因刺激太大，懷孕初期不可用，改針內關、公孫穴；腰酸，針中渚穴；安神，針神庭穴透向印堂穴；平日肩頸痠痛，針風池、中渚穴，亦可預防感冒；便秘，針公孫穴；頭昏痛，針百會穴。針灸完，準媽媽一陣輕鬆，肚子不痛了，才露出微笑，並表示願意吃中藥。開處方：當歸芍藥散加芍藥甘草湯，安胎止痛。

之後，每周針灸2次，胎兒在崎嶇雜亂的環境下成長，四處碰壁，好像很不安而躁動，胎動很厲害，是在吶喊，還是抗議如此惡劣的皇宮？常踢得準媽媽肚子痛，晚上常痛醒。隨著胎兒成長，擠壓肌瘤上頂到胃，胃部常痛。我請她常要和胎兒對話，叫寶貝要乖乖，勇敢堅强的成長，常要對胎兒說「我愛你」。

因為睡不好，所以常牙疼，針頰車、三間穴；有時流出咖啡色白帶，囑咐準媽媽注意營養，並針陰陵泉；腳常酸，請她倒退走，並針陽陵泉。懷孕期間一直不舒服，夫家經濟富裕，請她把工作辭掉，專心懷孕待產，被服侍得像皇太后一般。準媽媽眉頭一直沒鬆過，擔心好多事。我安慰她：「在艱難成長的胎兒，出世也會很堅强，妳這樣不快樂、焦慮會傳染給胎兒，以後孩子會很沒安全感。而妳自己的內分泌也會失調，會影響產後乳汁分泌，及產後子宮的復原。」

調理3個月後，懷孕狀況平穩，胎兒終於安定下來，肚子不痛了，準媽媽才露出笑容。孕期8個月，該幫助胎兒轉胎，針中渚、太溪穴。準媽媽腳有點浮腫，視力減弱，要預防妊娠中毒及子癇，針合谷、三陰交、足三里穴，調解羊水機能，防子宮强烈收縮，減輕腹部壓迫感，針三陰交、陽池、曲池穴。處方加保產無憂方，第九個月加黃連解胎毒。

原本希望儘量自然產，對母子都好，可是準媽媽怕產痛，我建議她，最好等胎兒發育完成啓動產門開時，產道一開，再作手術，時機上最符合自然。可是她請人看了吉日，於預產期的前10天，就迫不及待的迎接新生命，取出漂亮健康的男嬰，一切平安，皆大歡喜。

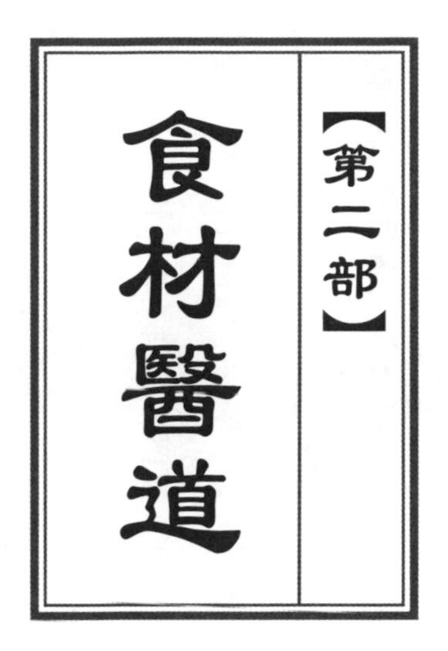
【第二部】
食材醫道

強精補陽的玉米

※玉米小籍

玉米屬禾本科一年生草本植物，玉米性味甘淡平，入胃、腎經。古名戎菽，由蜀人傳入中土。果實表皮光滑如玉，故名玉蜀黍。原產地在南美洲，墨西哥有玉蜀黍女神。產地多，故別名亦多：玉高粱、苞蘆、包穀、番麥、珍珠玉、六穀。為抗旱極強的作物，可防饑荒、旱災，是世界三大作物（小麥、稻米、玉米）之一。玉米雌花穗為玉米鬚可作藥，未結果粒之嫩穗稱玉米筍，可作為可口菜餚。

功能：補脾健胃，開胃納食，能充飢，促進腸胃蠕動，減少毒物對腸壁損害，軟化血管，預防心血管疾病，有助於腦細胞代謝，能健腦明目，能利尿消腫。玉米之莖葉可防癌，玉米果軸能健脾利濕，治水氣病。玉米之根葉煮湯，可治小便淋瀝、砂石，痛不可忍。

品質：食用玉米分黃玉米（甜玉米）、白玉米、糯玉米三種。以苞葉青翠綠，玉米粒飽滿而整齊，沒有缺米、凹陷、破裂、未老者為佳。

用途：可作蒸、煮、炒、烤、榨油、爆米花、磨粉、作糊。所榨之油營養豐富，易為人體吸收，適宜心血管不良者食用；用烈火炒老玉米粒，令開花，為爆玉米花，民間用之代瓜子、花生作為零嘴，亦是鄉間作為款待貴賓之食品。慈禧太后每天必喝一碗玉米粥養生。

※玉米醫膳

1. 心血管保健、養心安神：玉米粒、番茄各適量，煮沸後加牛奶、豆漿或香菜。
2. 失眠多夢：玉米、蓮子、紅棗各適量，加雞肉，煮湯。
3. 健腦：玉米、核桃等量，加雞肉，煮粥。
4. 高血壓：玉米、紅蘿蔔各1至2根，山楂1兩，煮湯。
5. 高血壓：玉米，糙米各1兩，或等量，煮成粥。
6. 淨化血液：玉米炒腰果、芹菜、蔥，各適量。
7. 降血糖、血脂：玉米、苦瓜、白米，各適量煮粥。若嫌苦，加點冰糖。
8. 預防近視：玉米炒紅蘿蔔、鹹鴨蛋，各適量。
9. 眼睛乾澀：玉米、紅蘿蔔、馬鈴薯、洋蔥、腰果、枸杞，各適量煮湯，或加白米煮粥。
10. 乾咳：玉米、松子、百合、白米，各適量煮粥。

11. 勞動傷害吐血：玉米3兩，花生外皮5錢，燉半斤五花肉。
12. 健脾利濕、利尿：玉米煮粥，加點鹽。
13. 健脾補氣：玉米燉排骨湯，各適量，可加蔥、薑。
14. 脾虛易泄：玉米、山藥，各適量，加紅棗5枚煮湯，或加白米煮粥。
15. 健脾强胃：玉米、紅薯，等量煮湯。
16. 養胃：玉米、白扁豆等量，加木瓜適量煮湯。
17. 增强體質：玉米、紅棗，各適量煮成粥，粥成加豆漿。
18. 促進生長發育：玉米粒炒松子、枸杞、豌豆，各適量。
19. 小兒食積：玉米粒、山藥各1兩、雞內金3錢、山楂5錢、紅棗5枚，煮湯。
20. 養肝、促進膽汁分泌：玉米製成膏狀，每服1匙
21. 嬰兒腹瀉：玉米研磨成碎狀，先煮成粥，發酵2天後食用。
22. 腎病水腫合併高血壓：玉米、白茅根各1兩，茶葉微量，用沸水沖泡，當茶喝。
23. 慢性腎炎、食欲差：玉米炒青椒，各適量。
24. 强腰腎：玉米炒蝦仁、毛豆，各適量。

25. 養肝防老：玉米、松子、枸杞、白米，各適量煮粥。

※ 玉米小叮嚀

1. 玉米食用須細嚼慢嚥，一次勿吃太多，易腹脹或腹瀉。吃玉米腹脹，喝煮玉米的水可解脹。
2. 吃玉米，勿單與馬鈴薯同食，澱粉太多易腹脹或腹瀉。
3. 玉米配合豆類、米麵同食，可提高營養成份。
4. 玉米發黴勿食，易致癌。
5. 玉米勿作單一食物長期吃，久食易生癩皮病。

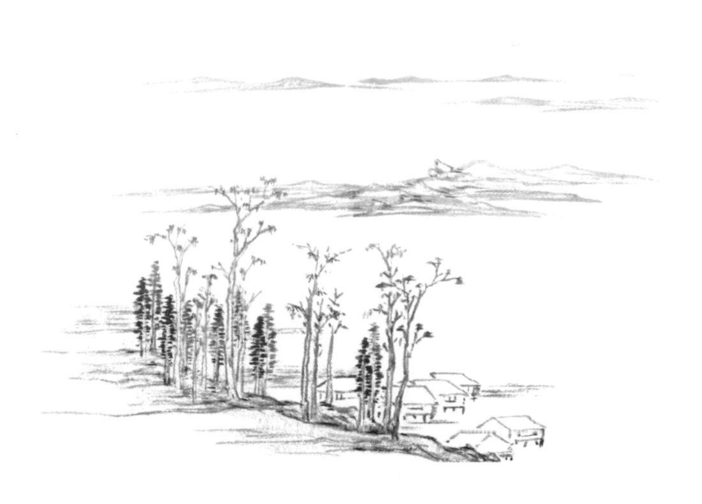

補益丹田的小米

※ 小米小籍

小米為禾本科一年生草本植物，學名為粟，古稱禾、粱，別名黍仔、稷、黃粱。小米為古老作物，早在神農黃帝即作為祭品，有名典故「黃粱夢」中的粱就是指小米；成語「滄海一粟」中的粟也是指小米，用來比喻人的渺小。粟去皮後稱小米。性味：甘鹹寒，入腎、脾、胃經。

功能：健脾除濕，和胃安眠，去胃中熱，和中，補虛損，開腸胃，益氣，補益丹田，養腎氣，利小便，滋陰養血。為產婦良藥，可抗噪音。可治反胃，霍亂，吐瀉。營養價值高，有「代參湯」之美譽，是心血管疾病、皮膚病、炎症患者良好的輔助食材。被中央研究院研究8年列為排毒最強的食物之一。

品質及用途：小米分為黏、不黏2種，黏者稱為糯小米。色有青黃，粒有粗細，以米粒大小均勻，飽滿圓潤，色金黃者為佳。小米與稻米相似，為中國北方家用之米。可煮粥、飯、製糕、做飴、釀酒、製醋，磨成粉與麵粉製成麵包。亦可作為鳥的飼料，小米之莖桿可作為牲畜的飼料。

※小米醫膳

1. 養心健腦：小米、玉米、桂圓、栗子各適量煮粥，可加紅糖。
2. 安神助眠：小米、桂圓各適量煮粥，尤適宜貧血、脾胃氣虛者。
3. 脾胃不和致失眠：小米、玉米，以1:2比例、芹菜適量，煮粥，可加白糖。
4. 和胃安眠：小米3兩或適量煮粥，粥成加蛋，可加少量紅糖。
5. 小兒易驚嚇：小米、桂圓，以2:1比例，煮粥加紅糖。
6. 高血壓：小米、蓮子適量煮粥。
7. 低血壓：小米、桂圓各適量煮粥，可加紅糖。
8. 降血脂：小米、燕麥、蕎麥、花生各適量，加紅棗5枚，煮粥。
9. 視力保健：小米、胡蘿蔔，以3:1比例、枸杞、白米各適量，煮粥。
10. 鼻血不止：小米研粉，溫水調服。
11. 男性更年期：小米3兩、豬腎一副、何首烏1兩煮粥，可加冰糖。

12. 乳汁不下：小米、蝦肉、白米各適量煮粥。
13. 消化不良：小米適量煮粥，加點鹽。
14. 幼兒消化不良：小米、山藥等量炒過，研成粉，煮水成糊。
15. 小兒消化不良：小米、山藥等量，煮粥，可加砂糖。
16. 胃潰瘍：小米、紅薯粉，煮成糊狀，同時用少量高粱酒拌勻。
17. 胃寒痛：小米2兩、薑3片煮粥。
18. 健胃除濕：小米2兩、洋蔥半顆煮粥。
19. 脾虛腹瀉：小米1兩、山藥5錢，以2:1比例，加紅棗5枚煮粥。
20. 常腹瀉：小米研粉，炒微黃，加糖、水，煮成糊。
21. 調中補虛：小米3兩，地瓜1條，煮粥，可加紅糖。
22. 潤腸通便：小米、玉米、黑芝麻各適量煮粥，可加冰糖。
23. 產後體虛：小米、豬肉各適量煮粥。
24. 湯火灼傷：小米半生半炒，研末調水外敷，可止痛而且不留疤痕。

※小米小叮嚀

1. 小米勿與杏仁同食，易嘔吐、腹瀉。
2. 小米性微寒，體寒、小便清長者少吃。
3. 小米營養雖豐，但蛋白質的離胺酸不足，可加豆類、肉類來補充。
4. 糖尿病多食善飢，用陳小米煮粥。
5. 小米勿和蘑菇一起吃，易中毒。

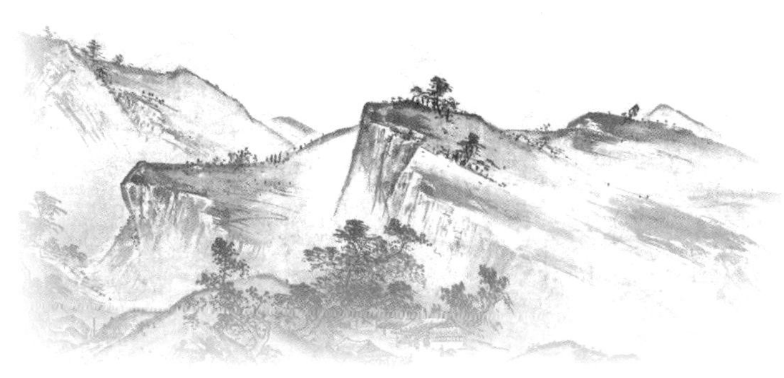

暖胃益脾的糯米

※糯米小籍

糯米為禾本科一年生草本植物，是稻的黏性變種，南方稱糯米，北方稱江米。糯稻脫穀的米叫糯米，別名元米。性味甘溫，入脾、胃、肺經。

功能：補脾肺虛寒，補中益氣，暖脾胃，止渴，止虛寒瀉痢，收自汗，發痘瘡，堅大便，縮小便，暖五臟，益血安胎，補產婦血虛，能行血積，被譽為脾之果。

糯稻根鬚：性味甘平，入心、肺、肝、腎經。益胃生津，和中開胃，止汗，退熱，安胎和血，療凍瘡、金瘡。

品質及用途：以米粒大，色潔白有米香者佳。以其性黏滑特質可作粥、飯、糕、粽、飴、湯圓、糍粑主要原料，亦可釀酒。糯稻根鬚可作藥。糯米釀酒則熱，熬成餳尤是，餳即飴糖，可潤肺和脾，化痰止嗽。

※糯米醫膳：

1. 氣虛自汗、陰虛盜汗：糯稻根鬚1兩，水煎服。或加浮小麥3錢、紅棗5枚、牡蠣3錢，水煎服。
2. 自汗、盜汗、易疲勞、頭暈：糯米3兩、豬肉適量，煮飯。
3. 髮早白：糯米、黑芝麻、黑豆，各適量煮飯。
4. 白髮：洗糯米之洗米水，洗髮。
5. 健腦：糯米3兩、核桃15粒、紅棗去核5枚，或加天麻5錢，煮粥或飯。
6. 神經衰弱：糯米2兩、鯽魚1條，煮粥，粥成，加蔥、薑、鹽調味。
7. 防老除皺：糯米、苡仁、紅豆，以上各1兩先浸2小時，加紅棗10枚、百合7錢，煮粥，每次吃1碗，每天1次，連7天。
8. 明目養肝：枸杞1兩，或車前子1兩用布包、糯米3兩，煮粥。
9. 慢性支氣管炎：糯米3兩、苡仁2兩、茯苓2兩，煮粥。
10. 肺熱咳：糯米3兩，煮爛，加豆漿1000毫升，再煮10分鐘，加點冰糖。
11. 肺結核、止咳排膿：糯米3兩、苡仁3兩、紅棗9枚，煮食。

12. 咳嗽稀痰喘：糯米、花生、紅棗各適量，煮粥。
13. 補血化痰：糯米2兩、白米2兩、紅棗5枚、生薑2片、紅糖1兩或2匙，煮粥。
14. 低血壓：糯米3兩，加雞蛋連殼2顆，煮粥或飯，可加點鹽。
15. 補虛止血：糯米2兩、蓮藕粉1兩，和糖、水，揉成團狀，蒸食。
16. 孕婦補血：糯米3兩、紅棗6兩，煮熟，可微加紅糖，每次吃1碗7分滿。
17. 產後體虛：糯米酒、紅棗各適量，燉雞。
18. 體虛諸不足：糯米2兩，塞入豬肚，蒸食。
19. 增强免疫力：糯米2兩、鯽魚1條，蒸食或煮粥。
20. 豐胸：糯米蒸熟，待涼，拌一個酒麴，入密封罐，3天後變成甜酒釀，或買現成的甜酒釀，煎蛋吃。
21. 老人腎虛腸躁：糯米2兩、桑椹乾1兩，煮粥，可加冰糖。
22. 理腸胃：糯米3兩、蓮藕2兩，煮粥食。
23. 胃寒痛：糯米3兩、百合2兩、生薑2片，煮粥，可微加紅糖。
24. 暖胃：糯米1兩、紅棗10枚、枸杞3錢先煮，粥欲成，加山藥3兩，再煮10分鐘。

25. 健胃化食積：糯米2兩、山藥2兩、雞內金5錢，煮粥。
26. 補脾腎：糯米半斤、蓮子2兩、栗子2兩，煮粥，可加白糖。
27. 腹泄便稀無臭：糯米煮粥。
28. 久腹泄、便溏：糯米炒熟，研成粉末，加山藥煮湯。
29. 腹泄大便不暢：糯米2兩、蓮子去心1兩、山藥1兩、雞內金5錢，煮粥，可加白糖。
30. 血虛便秘：糯米3兩、葡萄乾1兩，煮粥。
31. 白帶多、稀白：糯米3兩、芡實2兩、蓮子2兩，煮食，可加點糖。
32. 白帶不止：糯米、蓮肉、白果各1兩，研為粉末，或直接塞入烏骨雞（先去內臟）腹內，煮熟，空腹吃。
33. 男性早泄：糯米、椰子肉、雞肉各適量，隔水蒸，當飯吃。
34. 男性性冷感：糯米酒1斤、公雞1或半隻，蒸或燉，可加點鹽。
35. 增加男性性功能：糯米3兩、海參適量，煮粥。
36. 前列腺肥大：糯米研成粉，睡前配黃酒吃。
37. 夜尿、尿床：糯米煮成米糕，拌龍眼肉、高粱酒，睡前1小時吃1碗，小孩減半。

38. 幫助懷孕：糯米5兩，研成粉，揉成麵團，包腰果2兩（研成粉末，加點豬油、白糖）揉成球狀，蒸食。

39. 濕疹：洗糯米之洗米水1000毫升，加3大匙鹽，煮沸，待溫外擦患部，或洗浴。

40. 小兒皮膚癢：糯米3兩，煮粥，快成，加荷花5朵，冰糖，稍煮沸，悶10分鐘。

41. 帶狀泡疹：仙人掌搗爛，拌糯米粉外敷。

※ 糯米小叮嚀：

1. 糯米性黏滯，病人、老人、小兒、消化不良、便秘、身燥、痰多、腹脹者忌。

2. 糯米做飴，多食發濕熱，動痰火損齒。

3. 糯米不宜與蘋果同食，難消化，易噁心、嘔吐、腹痛。

4. 老人、小兒少吃糯米糕。

5. 糯米雖為補品佳餚，但性黏滑膩，不宜天天服食，易生濕痰。

解毒護肝的綠豆

※綠豆小籍

綠豆屬豆科一年生草本植物，綠豆的種子，性味甘涼，入心、胃經，亦行十二經。別名植豆、青小豆、青豆子、文豆、吉豆、交豆。綠豆原產印度。

功能：能清熱解毒，調和五臟，益元氣，安神，厚腸胃。止消渴，防便秘，除脹滿，清暑，利小便，靜煩熱，潤燥熱，去浮風，潤皮膚。解一切草木、金石、砒霜毒、巴豆、附子中毒。去目翳，化斑疹。涼血，解酒毒，食毒，解熱毒之劑中毒而煩躁悶亂、嘔吐、口渴者。作枕明目。治頭風，頭痛，暑熱煩渴，明目散翳，止瀉利。治發於背上癰疽瘡腫，燒燙傷，丹毒，痘毒，癰毒初起，水腫。綠豆為鹼性食物，可中和酸性食物。含豐富的營養，改善神經機能障礙。

綠豆皮：性味甘寒，綠豆用清水浸泡後，揉取種皮即是。清暑力較弱，又稱綠豆衣，為綠豆的種皮。較綠豆為寒，功能明目，去目翳，利咽，消腫脹，化斑疹，清熱解毒。

綠豆葉：治霍亂吐瀉。

綠豆粉：性味甘涼，作糕點，能清積熱，解酒渴，諸毒。

綠豆莢，治久血痢。

綠豆芽：性味甘平，解酒毒，熱毒，利三焦。自明代即作為健康蔬食，營養成分高，能降血壓、降膽固醇、預防血管硬化、預防癌症、除斑、美容、促進頭髮烏黑亮麗。黨國元老張靜江、李石曾2人留法期間，以賣綠豆芽所得資助國父革命，傳為革命佳話。

品質及用途：綠豆在台灣有七種：粉綠在來種、油綠在來種、黃綠在來種、台南選1、2、3號、台南5號。品質以粒大飽滿均勻、無蟲蛀、無斑點、不皺縮、綠色、質堅硬者為佳。製成粉條、絲條、粉皮、豆芽、糕點、豆沙、冬粉、涼皮、涼粉、藥材，民俗端午節食綠豆糕。

※綠豆醫膳

1. 高血脂：綠豆半斤，研末，早晚溫水送服，每次服1兩或30克。
2. 高血壓頸酸：綠豆1兩、葛根1兩、紅棗10枚，煮水喝。
3. 清頭目、降肝火、降血壓：綠豆殼曬乾，黃菊花各適量作枕。
4. 預防中暑：綠豆、糙米1:2先浸30分鐘，煮粥。

5. 解暑生津：綠豆5兩、南瓜3兩，煮湯加點食鹽。

6. 消暑利水：綠豆4兩、苡仁2兩2:1，煮湯喝。

7. 暑熱小便不利：綠豆、冬瓜1:3，煮湯，可加蔥、鹽。

8. 眼睛紅：綠豆2兩煮熟，加綠茶5克，悶5分鐘，可加點冰糖。

9. 癰痘後目生翳障：綠豆皮、白菊花、穀精草各等份，乾柿餅一枚，加粟米泔水一碗同煮，煮至水乾，吃柿餅，1天3次，初病者5至7天見效，病久者半個月見效。載於《楊氏直通方》。

10. 肝火引起頭暈痛：綠豆2兩、菊花3錢用布包，煮水取汁，加白米煮粥。

11. 養肝明目：綠豆2兩、粳米3兩，煮8分熟，加豬肝，調味料。豬肝先用薑片、黃酒、鹽，醃漬5分鐘。

12. 清肝解毒：綠豆1碗、甘草2片，煮湯喝。

13. 潤肺清熱：綠豆、百合各適量，煮湯喝，可加糖。

14. 益精血：綠豆1兩、排骨半斤，煮湯，可加調味料。

15. 益氣生津：綠豆、南瓜1:2，煮湯喝，可加糖。

16. 暑天煩躁：綠豆、西瓜皮各適量，煮湯喝。
17. 膽囊炎：綠豆5錢、冬瓜5錢，3碗水煎成1碗水，1日3次，連喝10天。
18. 心臟病：綠豆5錢、花生殼1兩，3碗水煎成1碗水，1日2次，連喝15天。
19. 預防敗血症：綠豆粉1兩、乳香5錢與燈心研為末，用生甘草濃煎，以甘草湯服前藥末1錢，時時服之。凡化膿菌之癰瘍，若毒重循血液流至全身致毒氣攻心，走黃，產生嘔吐，或鼻內生瘡為危症敗血症。用此方1至3日內，連服10帖以上，可預防毒氣內陷。載之李嗣立所著《外科精要》。
20. 前列腺炎：綠豆2兩、車前子1兩用布包，煮湯喝。
21. 小結石：綠豆芽1兩、芹菜1兩，用開水燙2分鐘，早晚空腹服。
22. 痔瘡：綠豆2兩、苡仁2兩先浸30分鐘，入豬大腸內，大腸兩端綁緊，外加水煮爛，分3次吃。
23. 小兒發熱：綠豆粉炒熱，用蛋清調成餅狀，貼胸部15分鐘。
24. 小兒口腔炎：綠豆1兩搗碎，加點茶葉2克、糖，沸水浸30分鐘，當茶喝。
25. 小兒腮腺炎：綠豆3兩煮爛，加大白菜心3顆，再煮20分鐘，喝湯。

26. 小兒皮膚瘡毒、水痘、大泡瘡：綠豆、赤豆、黑豆各5錢、生甘草3錢煮湯，連喝7天，即使天痘餘毒亦能解除，方名為扁鵲三豆飲。

27. 汗疹、痱子：綠豆適量，用沸水浸泡15分鐘，成綠豆水，可加鮮荷葉或荷花瓣，當茶喝，或外擦洗，亦能解暑熱、治丹毒、水痘、瘡癤。

28. 接觸性皮膚炎：綠豆2兩、苡仁1兩，煮湯喝，可加糖。

29. 過敏性紫癜、血小板減少性紫癜：綠豆、紅棗各2兩，煮至綠豆開花，加點紅糖喝。

30. 丹毒、風疹：綠豆粉，用開水沖服。

31. 青春痘：綠豆粉1兩、滑石2錢、冰片1錢，溫水調，睡前外敷10分鐘。

32. 痘後癰毒：綠豆、紅豆等量為末，用醋調糊外塗。

33. 皮膚乾癢：綠豆7兩、紅棗20枚、豬油1匙、冰糖少許，共煮至綠豆開花，分多次服，每天1劑，連服10天。

34. 美白去痘：綠豆、白芷、滑石各適量研末，用以洗臉，並將藥粉留在臉上5分鐘再洗掉。

35. 暑月痱子：綠豆、滑石研粉，和勻外撲。

36. 小兒皮膚丹毒：綠豆粉5錢、大黃2錢，薄荷油數滴，用蜂審少許，調勻外塗。亦治大人流火，塗之清涼澈骨，為江浙地區兒科常備方，屢試屢驗，收效快速，載之古方《全幼心金鑒》。

37. 外腎生瘡：綠豆粉、蚯蚓糞等份研末，外塗。

38. 一切癰腫初起：綠豆粉炒至黃黑色，加牙皂研末，以米醋調外敷。若皮膚破用油調。

39. 跌打損傷：綠豆粉炒至紫色，加水調外敷。

40. 打傷疼痛：綠豆粉微炒，加蛋清調外塗。

41. 解一切草木、金石、諸藥、牛馬肉毒：綠豆芽絞汁服或急火煎清湯服。

42. 誤服藥中毒：綠豆3兩、甘草1兩，大量灌服。

43. 若吃錯藥而上吐下瀉：綠豆4兩、甘草1兩、黃連5錢，水煎服。

44. 因食物、藥物、化學劑引起皮膚過敏：綠豆1碗，加甘草2片，3碗水煮成1碗水。

45. 預防農藥中毒：綠豆1斤、食鹽3兩，搗碎，加冷開水約2000毫升，浸泡30分鐘後，喝綠豆水。或綠豆半斤打汁，煮成豆漿服用。

46. 去角質、肉芽：綠豆粉用蜜調外敷。或綠豆粉洗臉。亦治皮膚腫癢、面皰、粉刺、痱子。

※ 綠豆小叮嚀

1. 綠豆性寒，脾胃虛弱、虛寒腹瀉不宜多吃。
2. 體寒、四肢冰冷、腹瀉、便溏、白帶稀白、腰膝冷痛者勿吃綠豆。
3. 心血管疾病，勿吃冰綠豆湯。
4. 慢性腸胃炎、慢性肝炎、甲狀腺功能低下，服藥期間不宜多吃綠豆。
5. 服溫補藥，不可同食綠豆，致藥效減。
6. 綠豆蛋白難消化，老人兒童不適宜。
7. 幼兒2至3歲時才可吃點綠豆。
8. 綠豆須煮熟，否則易生噁心、嘔吐，似中毒現象。
9. 綠豆用砂鍋煮，勿用鐵鍋煮，否則汁成黑，易致腸胃不適。
10. 綠豆勿與魚同煮，破壞綠豆中的維生素B1。
11. 月經期間勿吃綠豆，易腹瀉。
12. 綠豆勿久服，有枯人脂液之忌。

補腎解毒的黑豆

※黑豆小籍

黑豆屬豆科一年生草本植物大豆的種子。性味甘平，入脾、腎經，別名黑大豆、冬豆子、烏豆、大菽、菅子。黑豆色黑屬水，形像人腎，為腎之穀。

功能：補腎，潤腎燥，止盜汗，鎮心，益精明目，祛風邪，散熱，利水，調中下氣，消脹止痛，消腫止痛，活血，通經脈，預防動脈硬化，填精髓，補虛能食，強身，壯筋骨。治腰膝痠軟，浮腫，治黃疸腎虛遺尿，能益顏色，長肌膚，除皺。富含維生素E，抗老延年，久服使人肥白，百病不生，能制諸風熱，解金石、砒石、甘遂、天雄、附子、射罔、巴豆、芫青、斑蝥、百藥之毒。

黑大豆皮：入藥止盜汗。

黑小豆皮：又稱穭豆衣、料豆衣、穭豆皮，性味甘平，入肝經。能養血平肝，治血虛肝旺或陰虛陽亢所致眩暈、頭痛、夜間盜汗。

淡豆豉：黑大豆加工發酵成淡豆豉，性味苦寒，能發汗解肌，調中下氣。得蔥則發汗，得鹽則能吐，得酒則治風，得薤則治痢，得蒜則止血，炒熟能止汗。可預防腦血栓，老人痴呆。

黑豆芽：黑大豆浸水中泡至發芽，芽長2至3公分，曬乾入藥，用麻黃水泡製，稱為大豆黃卷；用清水泡製，稱為清水豆卷，性味甘平，入胃經。能治濕痺筋攣，膝痛，消水，消脹。

品質及用途：以豆粒均勻，表面光滑清潔、無蟲蛀、無皺縮、無異味者佳。作粥、湯、麵、豆豉、醬油、藥材。大豆種子，初嫩，稱毛豆，青綠色，當菜吃；成熟時種皮黑者大者為黑大豆。小者為穞豆，又稱黑小豆、料豆，多作馬之飼料，故又稱馬料豆。

※黑豆醫膳

1. 降血脂：黑豆適量用醋泡一個月後，睡前服2至4顆。
2. 降血脂、降血壓：黑豆半斤、醋400毫升蓋過、審30毫升，炒至熟勿焦，待涼，早晚各服4顆。
3. 失眠：黑豆曬乾入布作枕頭。
4. 使髮烏黑：黑豆適量加黑芝麻一小匙，炒熟，每晚服黑豆4至10顆。

5. 烏髮：黑豆適量用醋煮，汁熱用以洗髮，豆熟每服4顆。
6. 白髮：每晨空腹，呑生黑豆49粒，久服無限期。
7. 白髮、脫髮：黑豆12兩、黑芝麻4兩、桑葉4兩、何首烏4兩，或按比例，煮至豆熟無水不糊，早晚各吃20顆黑豆。
8. 固齒烏髮：黑豆2兩先浸2小時、糯米2兩、黑芝麻2兩，黑豆熟後加白糖或黑糖。
9. 斑禿：黑豆1斤、蒲公英3兩，煮熟後去蒲公英，加黑糖煮至水乾，吃黑豆20粒，早晚各一次。
10. 近視400度以下：黑豆、紅棗等量，煮水喝，每天早上喝一碗，連服4個月。
11. 救荒糧、遠行乾糧：黑豆適量洗淨蒸極透，曬乾，蒸曬連作3至9次，9次最好，研成粉末。柿餅適量煮爛，去核蒂，與黑豆粉擣丸如雞蛋大。每次細嚼1丸，用津液口水嚥下，勿用湯水呑下，可終日不飢，遠行甚便。配合其他食物皆可。此法作丸，又能滋補脾腎，治噎食，便瀉。
12. 補腎：馬料豆，每晨淡鹽水呑49顆，或用鹽煮食。
13. 補肝腎：黑豆1兩、黑芝麻1兩、糯米2兩，或按比例，煮成飯。

14. 補腎利水：黑豆1兩，燉鱔魚1條，可加蔥、薑、酒調味。

15. 尿急：黑豆1兩、甘草3錢、滑石7錢，水煎服。

16. 利尿除濕：黑豆1兩、綠豆1兩、苡仁2兩，或按比例，先浸水1小時，加蓬萊米1兩半、白糖1兩，煮水喝。

17. 腎虛腰痛：黑豆3兩、枸杞5錢、紅棗3錢、米酒30毫升，煮水喝，可加薑、鹽。

18. 腎虛四肢浮腫：黑豆適量煮水，當茶飲。

19. 關節痛：黑豆半斤炒熟研末，用黃酒送服，每次吃3克。

20. 骨折：黑豆4兩、豬骨頭半斤、接骨木2兩，水煎，吃豆喝湯。

21. 慢性神經痛：青仁黑豆適量，打汁成黑豆漿喝，或生吞黑豆20顆。

22. 月經腹痛伴腰酸：黑豆、紅棗各適量煮水喝，或煮魚湯，可加酒。

23. 月經經血淋瀝：黑豆1兩、蓮子3錢、黃耆5錢、黨參3錢，煎水煮湯，豆熟，加紅糖。每次月經前7天，連服7天。

24. 防時疫流感：黑豆適量，加甘草1錢，煎湯常服。

25. 痘瘡：黑豆4兩、雞爪半斤，燉爛食。

26. 皮膚暗沉：黑豆1兩、川芎3錢、粳米2兩與前料煮成粥，加紅糖，早晚服。
27. 香港腳、腳氣腫：黑豆2兩、甘草2錢，煮至豆熟，吃豆喝湯。
28. 蕁麻疹：黑豆1兩、黑棗3錢、黑芝麻3錢，煮水喝，每日1劑。
29. 因藥物過敏引起風疹塊：黑豆2兩、銀花5錢、甘草1錢，3碗水煮成1碗水。
30. 因食物或藥物引起皮膚過敏：黑豆1碗、甘草3片，3碗水煮成1碗水。
31. 痔瘡：含膽汁的豬膽，入黑豆7分滿，泡4小時，加水，燉至豆爛，每次取黑豆6粒，1日3次，連服3周。

※黑豆小叮嚀

1. 黑豆性滯壅氣，過食不易消化，嬰幼兒不宜多吃。
2. 黑豆炒熟後，多吃易上火。
3. 服厚朴忌吃黑豆，犯之動氣。
4. 服蓖麻子者，忌吃黑豆，犯之必死。
5. 黑豆不宜同人參、玄參、丹參、沙參、苦參、龍膽同食。
6. 黑豆與前胡、杏仁、牡蠣、石審、豬膽汁等之一，同用效良。

潤燥催乳的黃豆

※黃豆小籍

黃豆屬一年生草本豆科植物大豆種子，成熟種皮色黃者為黃豆，色黑者為黑豆，兩者同一學名，營養成份相同。性味甘平，入脾、腎經，別名大豆、菽、黃大豆、胡豆。

功能：補中，清熱解毒，解熱潤肺，下氣，利大腸，消水脹腫毒，養血平肝，健腦安神，滋補養顏，生肌肉，消除疲勞，催乳，利小便。所含膽固醇量低，富含8種人體所需胺基酸、礦物質，為高血脂、動脈硬化、心血管疾病、大腦退化、神經衰弱、體虛、腳氣、腦力過度使用者的健康食品。營養價值高，稱為「植物肉」。

黃豆芽：黃豆浸泡發芽後成為黃豆芽，性味甘寒。功能清熱，消腫，利尿，清胃中積熱。

豆漿：黃豆打汁或磨成豆漿，性味甘苦涼。功能補虛潤燥，清肺化痰，健脾養胃，利尿通淋，潤膚美容，長肌膚，益氣力，開胃能食。為痰火咳嗽、便秘、老人癡呆的健康食品。

品種：黃豆原產大陸東北，栽培歷史已有5千多年，台灣栽種歷史由大陸華南引進已有4百多年。台灣黃豆品種多達4千多種，主要產地在屏東。世界黃豆品種有1萬多種。選豆以豆粒均勻飽滿，色光澤金黃或乳白，質地堅硬，無破損，無蟲蛀，不皺縮者佳。

用途：黃豆可製成黃豆芽、豆腐、豆漿、豆乾、豆腐衣、豆腐乳、豆花、沙拉油、豆腐腦、味噌、醬油、豆豉、素肉、豆餅。可榨油，榨油後之黃豆渣，作成豆餅，可肥田，作動物飼料，還可作醬佐餐。黃豆並作為工業原料，如塑膠、電木等。豆腐、豆漿成為每日的食品。黃豆及其豆製品，消費量僅次於米麥麵粉。豆製品更行銷歐美，廣受歡迎。先民開墾貧瘠之地，必先種黃豆1年，使地質轉含氮肥，肥田之後，再種其他糧食作物。

※黃豆醫膳

1. 補氣虛：黃豆5兩，牛蹄筋半斤，高湯或雞湯1000毫升，煎煮，加蔥、薑、鹽調味。
2. 補虛安神：紅棗10枚、米一杯或2兩，煮粥，粥成入豆漿200毫升，可加冰糖。
3. 增加免疫功能：黃豆、香椿苗各適量，加蔥炒。
4. 補虛潤燥：豆漿、韭菜打汁，按1:1比例調服。
5. 潤膚燥：萵苣3兩，炒蔥薑，炒熟時加豆漿200毫升。
6. 潤脾燥：黃豆、山藥各適量煮湯。

7. 潤肺止咳：豆漿200毫升煮沸，打入雞蛋，可加冰糖。
8. 潤肺止乾咳：黃豆2兩、花生5錢、甜杏仁2兩，先浸1小時，共磨成漿煮沸服。
9. 潤肺化痰：豆漿100毫升、荸薺3兩，煮沸後加白糖。
10. 哮喘：豆漿200毫升煮沸，加麥芽糖。
11. 感冒：黃豆3兩、蔥白連蔥鬚3根、白蘿蔔3片，水煎服。
12. 降血壓：白米適量煮粥，粥成加豆漿200毫升。
13. 降血脂、抗衰老：黃豆、葵花子各適量，磨成漿，煮熟服。
14. 降血脂、除斑：黃豆3兩，先浸1小時，加茄子6兩，或按1:2比例，煮湯喝。
15. 軟化血管：黃豆炒熟入玻璃瓶1/3量，再灌滿醋，浸泡7天，每天一湯匙醋加水稀釋喝，亦可吃黃豆。
16. 貧血：黃豆2兩、紅棗10枚煮水喝，一天多次服。
17. 促進腸胃蠕動：黃豆、玉米各適量煮湯。
18. 便秘：米3兩煮粥，粥成加豆漿500毫升，可加冰糖。
19. 排毒、排便、瘦身：豆漿200毫升，拌香蕉泥，現喝，久放易變黑。

20. 消脹納食：豬排骨半斤先煮半小時，加黃豆2兩、蓮藕2兩煮湯。可加蔥、薑、醋、酒。
21. 糖尿病調養：黃豆、黃瓜、糙米各適量煮飯，飯成加味噌。
22. 脂肪肝：黃豆1兩煮湯，湯成加芹菜5兩。
23. 養肝疏肝：黃豆2兩、丹參3錢煮至豆爛，去丹參渣，加蜜服。
24. 養肝明目：黃豆3兩、枸杞1兩，打成豆漿，煮熟服。
25. 腎結石水腫：黃豆2兩、冬瓜7兩、鯉魚1條，煮湯，加蔥、薑。
26. 乳汁不足：黃豆半斤、花生半斤、豬腳2隻，煮湯。
27. 調經理帶：白果10粒，去心皮打碎，加豆漿200毫升，煮熟喝。
28. 皮膚粗糙：百合、黃豆各適量，磨成豆漿，煮熟喝，或百合煮熟加豆漿喝。
29. 痘後癰、刀傷出血、拔疔毒：黃豆研粉，冷開水調塗。或黃豆研粉外敷。
30. 頸部酸緊：黃豆曬乾入布包，做枕頭。
31. 促進骨骼發育：黃豆、胡蘿蔔、排骨各適量煮湯。
32. 退化性關節炎：豆漿、南瓜各適量裝碗內8分滿，電鍋外，放水杯2格水量蒸。每早上吃，連吃3個月，亦治五十肩、肌腱炎。

※黃豆小叮嚀

1. 黃豆含高普林，痛風、血尿酸濃度高者忌吃。
2. 黃豆植物性蛋白含量高，平日缺少運動者食之不易消化，要少吃。
3. 黃豆要煮熟，吃未煮熟的黃豆或豆漿，易致噁心、嘔吐、腹瀉。
4. 炒過的黃豆，吃多易脹氣。
5. 黃豆製品勿多吃，易刺激胃酸分泌過多而致胃腸脹。胃脘脹痛，腹脹者少吃。
6. 紅糖與豆漿混吃，易產生變性沉澱物。
7. 空腹喝豆漿，會作為熱量先耗掉。先吃些澱粉類食物後，再喝豆漿，能產生滋補作用。
8. 黃豆與優酪同食，會影響鈣的吸收。
9. 豆漿與柳丁同食，會影響蛋白質、鈣的吸收。

補腎瀉熱的鹽

※鹽小籍

功能：鹽性味鹹甘辛寒，鹹潤下，引火下行，故通大小便；鹹走血，寒勝熱，清熱故治目赤癰腫，血熱熱疾；鹹入腎，補腎，而腎主骨，堅筋骨，故治骨病、齒痛；鹹潤燥，辛泄肺，故治痰飲，喘逆；鹹軟堅，故治結核，積聚，軟化體內酸性腫塊。又能引火下行，袪風，明目去翳，湧吐醒酒，解毒殺蟲，定痛止癢，專治腳氣。鹽中的鈉，是人體必需的營養素之一，作為電解質，滲透容質。

品種：鹽的化學成份是氯化鈉。鹽的品種多，有鹽滷、水晶鹽、青鹽、海鹽、浴鹽、岩鹽、池鹽、井鹽等等。凡由一般酸類與鹼類相互作用所得化合物稱為鹽類。鹽類可分為正鹽、酸式鹽、鹼式鹽、複鹽、錯鹽。有一種加密的密碼學也叫鹽。含硫酸鎂，叫瀉鹽；含97至99%氯化鈉，叫精製鹽；未經提純的叫粗鹽；用氯化鉀取代氯化鈉叫低鈉鹽；加入碘化物的叫碘鹽。全球鹽年產量為2億噸。

用途：鹽作為食品用途使食物風味變化無窮，並作為美容、醃製食物、園藝、工業、醫療用，用途範圍廣。在產鹽少的國家，還徵收鹽稅，稅收也成了用途之一。醫療用的生理食鹽水，可作為補充水份、止吐劑、洗滌劑和中和劑。

※鹽日常用途：

1. 辨別蛋的新鮮度：蛋放入鹽水中，下沉者為新鮮。
2. 煎蛋加點鹽水，可使得蛋白定型。
3. 煮蛋加點鹽，蛋殼易剝。
4. 打奶油、蛋白，加點鹽，發得更好。
5. 咖啡中加點鹽，可去其苦味，增加風味。
6. 香菸上加點精鹽，可免抽菸上癮。
7. 生菜沙拉加點鹽，可保持其脆度。
8. 烤肉時，火堆上灑點鹽，可減少煙塵。
9. 削皮的水果、馬鈴薯浸含鹽水中，可防切面變色，味道更甜。
10. 煎豆腐前浸鹽水10分鐘，可使豆腐不易碎。

11. 果菜汁加點鹽，可減少維他命C的流失。
12. 切竹筍時，在刀口抹點鹽，可防竹筍老化，又可保留竹筍甜味。
13. 苦澀的蔬菜，用鹽抓醃，倒掉菜汁，可去苦澀味。
14. 蛤蜊浸鹽水，使吐沙。

※鹽醫膳

1. 防脫髮、去頭皮屑、頭髮太細無彈性：用鹽洗頭。
2. 中暑昏倒、四肢痙攣：用鹽輕輕揉擦手足心、印堂、肩頸處。
3. 消除疲勞：用鹽泡澡。
4. 驅寒：用粗鹽炒過，布包外敷湧泉穴20分鐘。
5. 迎風流淚：鹽、水，以1：100比例，沖眼睛2分鐘，1天2次。
6. 眼袋：用化妝棉或小毛巾浸鹽水，敷眼袋5分鐘。
7. 咳嗽：鹽、水，以1：100比例，用吸管慢慢喝，或多次慢慢吞飲。
8. 催吐：喝濃鹽水。
9. 咽喉痛：將喉嚨打直漱濃鹽水，停在喉間1分鐘。

10. 牙色暗：用鹽刷牙，可美白，亦可清除牙縫垢。
11. 牙痛：用鹽塞痛牙，或含鹽水。
12. 齒縫出血：晚上用鹽厚厚的塗在牙齦上，待口水出盡再睡覺。
13. 聲啞：喝淡鹽水200毫升，小口小口慢慢喝。
14. 口內懸雍垂發炎：鹽炒過，用棉花棒，或筷子蘸鹽塗患處。
15. 解酒：喝酒前，先喝300毫升水，再吃一小匙鹽。
16. 强心肺：粗鹽炒過，布包敷腋窩20分鐘後，喝溫開水100毫升。
17. 食物不潔引起水瀉：鹽敷肚臍，外貼紙膠布，若在鹽上艾灸，效果更好。
18. 久便溏、腹瀉：一天用鹽敷肚臍，一天用薑，一天用鹽和薑，三種輪流塞肚臍。
19. 補腎：粗鹽加大小茴香炒過，布包敷丹田20分鐘。
20. 腎結石：檸檬用鹽水浸泡30分鐘，連皮榨汁喝。
21. 遺精：鹽炒熱，用布包敷丹田20分鐘。
22. 腰痛：粗鹽、沙子、辣椒、花椒、生薑各適量，炒至40度。布包外敷，可重複炒，重複使用。

23. 關節僵硬疼痛：粗鹽炒過外敷15分鐘。
24. 腳氣：粗鹽炒過，布包外敷腳心20分鐘。
25. 腳臭：鹽、生薑、醋各適量，加熱水泡15分鐘。
26. 腳抽筋：鹽炒熱，布包外擦。
27. 前列腺炎：鹽、蔥按2:1比例，炒過布包，敷丹田30分鐘，冷了再炒再敷，連敷1小時。
28. 前列腺炎：鹽、白礬等份，搗碎敷臍，滴水2滴。
29. 月經不順：鹽、蔥白、薑，按3：2：1比例，搗爛，炒熱布包敷丹田。
30. 遠行足酸：熱水加鹽，泡腳10分鐘。
31. 湯火灼傷：浸鹽水10分鐘，或直接撒鹽，可止痛殺菌，護肉不起紅腫，不生水泡，癒後無痕。如果傷處面積太大，用布浸食鹽水，敷傷口，頻換布。
32. 腹痛、風濕性四肢疼痛：鹽炒過，加花椒粉，用布包外敷。
33. 病笑不休：鹽煅赤後，煎湯飲，以水制火。
34. 牛皮癬：鹽加大蒜，搗爛外敷，用紗布蓋，外用紙膠布固定30分鐘，1天1次。
35. 水腫型肥胖：粗鹽炒過，布包外敷下腹30分鐘。

36. 身體如蟲行：鹽水洗浴3至4次，並治一切風氣。
37. 下肢水腫：腳踩鹽10分鐘，鹽可重複使用，1天3次。
38. 去皮膚角質：鹽拌凡士林外塗。

※鹽小叮嚀

1. 多食鹽傷肺，走血滲津液，發渴。
2. 《內經》說：「鹽走血，血病勿多食鹽」。食鹹則口乾者，因能滲胃中津液。
3. 凡血病、哮喘、水腫、消渴者忌鹽。
4. 心臟病、腎病、高血壓患者不宜多食鹽。
5. 1歲以下幼兒，五臟發育未完全，不能吃鹽，會增加心、腎負擔。
6. 補腎藥，用淡鹽湯送下，效果更好。
7. 補心藥，用鹽炒，以水制火，效果更好。
8. 炒蛋、煎蛋，勿在蛋汁加鹽，兩者結合易生氣，最好起鍋前再加鹽。

開胃養肝的醋

※醋小籍

功能：醋性味酸苦平，入胃、肝經，別名苦酒、酢、米醋。開胃養肝，活血散瘀，解毒，醒酒消食，下氣辟邪，助益胃酸，令人嗜食。去腥、解油膩、消牛羊肉、麵食水菜之積滯。解魚蟹鱗介菜蕈諸蟲毒。可止血、止汗，用於結核病之盜汗，傷寒之腸出血。醋性酸收而散癰腫，損傷積血，外科敷藥多用之，取其斂癰熱，散瘀解毒。治心腹血氣痛，口舌生瘡，產後血暈，癥結痰癖，黃疸黃汗，腹瀉，吐血，便血，咽喉腫痛。

生用消諸毒，行濕氣；製用宣陽，平肝，斂氣鎮風，散邪發汗。酒醋無所不入，製藥多用之。以其利代謝，排酸性物，消除疲勞，利尿通便，被中央研究院研究8年，排毒最强20種食物中，列為第20名。

品質：醋用米、麥、果實、五穀雜糧，加醋母，使發酵變酸而成。全國釀醋最有名為山西省，山西人每食必用醋，其陳年醋，味厚氣香，獨步全國。入藥以鎮江米醋為佳。一般以米造陳久，味厚氣香，呈棕紅或褐色。澄清、無懸浮物、無沉澱物、香濃郁、入口酸帶甜、入喉不刺激者為佳。

※醋用途

1. 醋能軟化諸物，雞鴨蛋以醋漬之，蛋殼即軟化。
2. 蛋清加點醋，易發泡。煮蛋加點醋，不易破，容易剝殼。
3. 醋主要成份為醋酸，為調味料，助消化。
4. 夏季食物，慣食牛羊肉，最宜蘸醋，能抑制胃腸細菌繁殖，並助胃酸，消化牛羊肉所含的蛋白質。
5. 煮魚鱗蝦蟹蛤類，用米醋、生薑以解腥、解毒。
6. 煮牛肉、海帶、土豆、菜，加點醋易爛。
7. 魚塗點醋，不易滑走，鱗易刮除。
8. 老母雞先灌醋再殺，煮易爛。
9. 水產蟹、海蜇，用1%醋浸1小時，可防食物中毒。
10. 雞鴨用熱開水加醋，煮10分鐘，易去毛。

11. 冷凍肉浸醋水，易解凍。
12. 去砧板上肉細菌，用醋洗。
13. 切芋頭、山藥後手癢，切前用醋洗手。
14. 去葉菜上蟲，洗菜水加點醋。洗水果加點醋，清潔又較保久。
15. 煮菜加點醋，可減少維生素C損失。菜煮太鹹，加點醋中和。
16. 沙拉製成後，加點醋，可免出水。
17. 洗木耳加點醋，易除沙土。
18. 炒茄子加點醋，不易變黑。
19. 甜粥加點醋，粥更甜。
20. 麵條加點醋，可變白，還去鹹味。
21. 炒苦瓜加點醋，可減苦味。
22. 吹髮前噴點醋，髮型易定型，較持久。
23. 剪指甲前，洗溫醋，指甲皮易修，指甲縫汙垢易除。
24. 煮排骨、帶骨魚，加點醋，促鈣磷物質溶出。

※醋醫膳

1. 降血脂、降膽固醇、降血壓：米醋泡花生5天，每早空腹吃10粒。
2. 降血壓、消脂：醋泡花生或黑豆，睡前吃花生或黑豆2至4顆。
3. 高血壓：陳年醋、芹菜川燙，加香油、醬油調味。
4. 冠心病：黑豆適量炒20分鐘勿焦，冷後入玻璃瓶，倒入醋蓋過黑豆，封7日，早晚吃黑豆6粒。
5. 養心氣：醋1瓶，生薑切片，倒入玻璃罐中，封7天，每天早餐3片生薑，亦治關節炎。
6. 肺氣腫、久咳：明礬1兩研成粉，加醋成糊狀，搓成扁小餅狀，睡前貼足心或湧泉穴，次晨除去，連貼7天。
7. 虛喘痰鳴：陳年醋、冰糖等量煮沸，每服10毫升。
8. 止咳化痰：醋、大蒜等量，加點紅糖，浸7天，每服1小匙，1天服3次。
9. 助眠：睡前一小匙醋加開水喝。或一盆熱水，加一匙醋，泡腳20分鐘。
10. 防流感：醋燒開水，沸後勿蓋，小火再煮，以其煙薰房子。
11. 鼻子過敏：醋、大蒜等量，入玻璃罐，封30天，每天吃一瓣蒜。

12. 鼻塞：陳年醋、水，按1:8比例，棉花沾醋擦鼻。或醋倒入杯中，用沸水沖入，薰鼻。
13. 流鼻血：藥用棉花沾醋塞鼻。
14. 牙變白：牙膏滴2滴醋刷牙。
15. 咽有痰梗：醋100毫升，蛋1顆連殼煮15分鐘，喝醋吃蛋。
16. 慢性咽炎、聲音嘶啞：醋煮沸，每服1小匙，慢慢吞嚥。
17. 解除疲勞：用醋水洗澡或泡澡。
18. 喉頭結核、咽中生瘡：半夏3錢、生蛋清1個，陳年醋50毫升煮3沸，去渣，少少含嚥。
19. 產後血暈、熱病神昏、驚恐魂飛、客忤中惡：用鐵器燒紅，頻倒入醋，薰鼻。
20. 大失血、急性腦貧血、昏暈失神：用醋蒸氣薰鼻。或濃醋，倒入熾紅火炭中，將醋氣薰鼻，可代阿摩尼亞，輕者立即急救回甦。
21. 開胃助消化：醋溜大白菜，或糖醋白蘿蔔。
22. 腹脹：醋、大蒜泡7天，每次吃蒜1瓣，嚼後溫水服。
23. 打嗝：一杯醋，一口全喝下。勿久服，易傷胃。
24. 嘔吐：喝醋水。

25. 心腹血氣痛：醋磨木香，煎湯服。
26. 霍亂吐利：醋加點鹽服。
27. 素食孕婦妊娠嘔吐：醋、薑以4:1比例，加雞蛋、冰糖、水煮沸，吃蛋喝湯。
28. 醉酒傷肝：醋慢慢飲下。
29. 便秘：輕者醋加開水喝。重者醋、黑糖以2:1比例，香蕉1根去皮，浸1天，加水稀釋喝醋、吃香蕉。
30. 防便秘：醋、白菜、白糖各適量煮沸，悶1天後吃。
31. 四肢水腫：醋、黃瓜連子，加水煮爛，空腹吃黃瓜。
32. 防脫髮、使髮黑亮：白醋按摩頭5分鐘後，再沖洗。
33. 頭皮屑：醋水煮沸，洗頭。
34. 皮膚變細、美容：醋、甘油以5:1比例，調勻外塗。
35. 癬：陳年醋150毫升，泡蛋2顆，7天後蛋去殼，搗爛外塗。
36. 黑斑、雀斑：醋浸白朮、審，入玻璃罐封7天，去白朮渣，外塗。
37. 濕疹：米醋100毫升、生薑3片、木瓜2兩，煎至醋乾，吃薑、木瓜。

38. 扁平疣：醋加熱至沸，外擦。
39. 灰指甲：陳年醋、大蒜等量，入玻璃罐泡1天，浸指甲15分鐘，1天1次。
40. 香港腳、腳氣：陳年醋倒入盆中，加水，浸腳10分鐘，加熱更好，可重複使用。
41. 去蛔蟲：米醋拌蒜泥吃。若去蟯蟲，用醋洗肛門，或棉沾醋塞肛門。
42. 湯火灼傷：醋外洗，消炎止痛，不生水泡，痊癒後無疤痕。
43. 反覆破嘴、口破：醋加蒜頭拍碎，加麵粉調成糊狀，貼足心。
44. 狐臭：醋調石灰粉外塗，每日2次。
45. 落枕、頸部酸緊：米醋浸紗布外敷，並加熱水袋放紗布上敷10分鐘。
46. 骨刺：蛋連殼入玻璃罐中，倒陳年醋100毫升封3天，蛋打碎和醋調勻加蜜，早上空腹服1匙。
47. 骨刺：醋1000毫升、白礬250克，煮化後，待冷至40度，外敷30分鐘。或米醋、紅花，以10:1比例，浸7天後，外塗。
48. 腳抽筋：布泡醋中蒸熱，外敷。或熱水加醋，泡腳10分鐘。

※醋小叮嚀

1. 醋性主收斂，初病風寒咳嗽、外感、瘧痢者忌。
2. 胃酸過多、胃潰瘍、嬰幼兒，不宜食醋。
3. 服茯苓、丹參、碳酸類、磺胺類、紅黴素，勿食醋。
4. 醋能軟化骨骼，骨質疏鬆、關節痛者忌。
5. 每次食醋勿過20毫升，多服傷齒、傷胃、傷骨質。
6. 醋酒同食，增加胃、肝負擔。
7. 醋會解胡蘿蔔素，使營養流失。

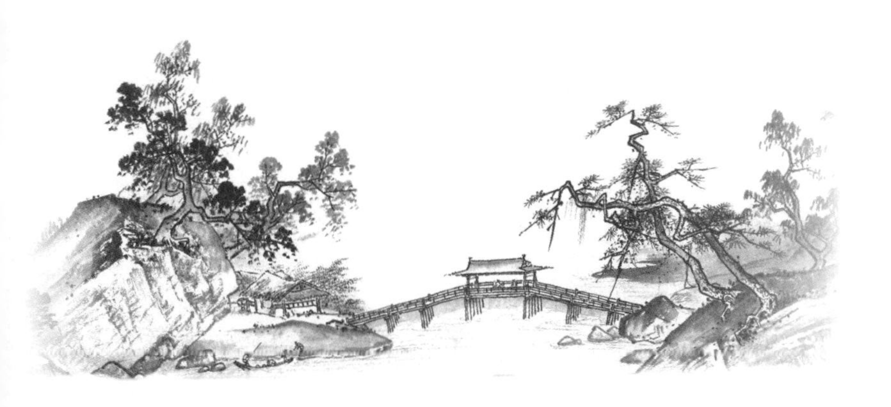

潤肺補虛的蜂蜜

※蜂蜜小籍

蜂蜜屬蜜蜂科昆蟲中華蜜蜂或意大利蜂，在蜂窠中釀成的糖類物質。《本草綱目》說：「蜜，以密而成，故謂之蜜」，原名石蜜，別名白蜜、蜂糖、蜜、巖蜜。性味甘平，氣寒，質潤，生涼熟溫，入脾、肺、大腸經。蜜為草本精英，含露氣以釀成，是幼蜂的營養食物。

功能：蜂蜜採百花之精，味甘主補，補中益氣，緩急，安神止痛，滋補五臟，潤澤三焦。治中虛腹痛，心臟衰弱，神經衰弱，胃腸潰瘍。味甘而平和，能解毒，保護肝臟，致中和，調和營衛，和百藥，除衆病。治瘡瘍，湯火傷，殺蟲解烏頭毒。性緩可去急，可止心腹肌肉、瘡瘍之痛。質潤體滑，能促進肉芽組織生長，加强創傷組織癒合作用，明目養顏，潤腸通便。治腸燥津虧，便秘，燙傷，皮膚炎，雀斑；又能潤肺止咳，治肺虛乾咳，肺結核。

古人以蜂蜜代糖，甜又潤澤，營養豐富，不僅調味而已。石蜜，其氣清和，味純甘，用於精神、氣血、虛實寒熱陰陽內外諸病皆宜。道家以服食蜂蜜有駐顏長生之功。《神農本草經》收為上品，謂其「主安五藏補不足，益氣補中，除衆病，和百藥，久服强志輕身、不飢耐老、延年益壽。」

品質：蜂蜜採自不同蜜源植物，所含化學成份有很大差異，有不同的色澤、香味。色淺者，香味清淡；色深者，香味濃，有些甚至惡味。色深者含無機鹽較多，色淺者少，療效難分上下。依蜜源植物有枇杷蜜、荔枝蜜、龍眼花蜜、桑椹蜜、紫雲英蜜、棗花蜜等，另外還有毒蜜，源於有毒植物花蜜，或植物潰噴灑有劇毒農藥。毒蜜多產於6至7月，無毒花期已過，花源銳減之故，毒蜜多帶有苦、麻、澀等異味。

以產地性味，閩廣蜜熱，西蜜涼，安宣州黃連蜜苦，西京梨花蜜色白如脂，起沙而作梨花香者良，還有白沙蜜，經久則陳白而沙。

古原蜜，多採野生花蕊，在高山巖穴，故稱石蜜、巖蜜。蜜質濃厚色黃而濃的半固體，最為上品。白蜜，色白如膏為良。一般蜜色白至淡黃，橘黃至琥珀，夏如清油狀，半透明，有光澤，冬不透明，有葡萄糖的結晶析出，味甜不酸，潔淨光亮，無雜質者佳。

炮製：

1. 蜂蜜為工蜂採吸花蕊後，經其消化液酵素醞釀而成，再由工蜂吐出蜜，貯於蜂巢。

2. 古法炮製，用銀石或砂石器，蜜1斤，水4兩，桑柴火慢熬，掠出浮沫，至滴水成珠。昔時用原蜜，今用精製蜜，含水量在17%，可永藏不壞。呈淡黃白澄明之濃稠液者多純品。

用途：蜂蜜，甘甜味美，質潤而黏，製取蜜，膏劑，常作為賦形或矯味用。因能緩和藥性，常作為補益類，化痰止咳類藥。並作為炮製中藥液的輔佐料，能與藥物起協同作用，並增加療效。最可貴是蜂蜜能保存植物的酵素之質性，作為肌膚之妙品、化妝品，中醫外科外瘍敷藥，多和蜜為之。蜂蜜作為果餌，食材，精製得宜皆風味甘美，又能防腐滅菌，古法蜜餞果品，久藏不壞。

※蜂蜜醫膳：

1. 高血壓：蜂蜜、芝麻粉等量，溫水沖服。
2. 降血脂：蜂蜜、奇異果汁、柳丁汁、番茄汁、檸檬汁各適量混合作茶飲。
3. 失眠：鮮百合2兩、蜂蜜2匙，拌勻蒸熟，睡前服食。
4. 心膽氣虛失眠：柏仁3錢、五味子3錢、棗仁3錢，煎湯後，加蜂蜜服。
5. 血虛津虧：蜂蜜煉膏服，每服一匙，1天2次。
6. 貧血：荷蘭芹3棵，搗成糊狀，加牛奶、蜂蜜喝。

7. 禿髮掉髮：蜂蜜、熱橄欖油、肉桂粉等量，按摩頭皮3分鐘，藥留頭皮15分鐘，再洗頭。
8. 瞼緣炎：蜂蜜外塗。
9. 角膜潰瘍：蜂蜜、冷開水等量，滴入結膜內，一天數次。
10. 夜盲小兒角膜軟化症：蜜25毫升、雞肝2個，隔水蒸熟，一次全吃完。
11. 鼻臭：先用溫開水，洗去鼻腔內分泌物，後用生蜜外塗，早晚各1次。
12. 卒心痛：蜂蜜直接服，或加生薑汁同食。
13. 秋燥咳嗽：花生煎湯，加蜜調服，或梨切片沾蜜食。或薑汁、白蘿蔔汁、梨汁加蜜調飲。或南瓜蒸熟加蜜服食。或蜜水頻服。
14. 虛弱久咳不止：老蜜慢嚥，1天2次。
15. 虛勞乾咳咯血：人參、生地、茯苓各3錢煎湯後，加蜜調服。
16. 上氣咳嗽：白蜜、蘇子、薑汁、地黃汁、杏仁各等份，煎膏服，每服1匙，1天3次。
17. 臥即咳嗽：睡前，蜜沾生薑一片，含口中10分鐘，所出蜜薑汁，慢慢吞服。吐出薑片再睡。
18. 老年久咳不止：松子仁、黑芝麻、核桃仁，按2：1：1比例搗為膏狀，加黃酒蓋過食材，煮10分鐘後入蜜，拌勻，每服1匙，1天2次。

19. 久咳防喉頭破損：審、川貝、雪梨各適量，燉服。
20. 乾咳日久，聲亮嘶啞：胖大海、玉蝴蝶、蟬衣、冬瓜子各2錢，煎湯後，加審調勻，當茶喝。
21. 久咳後保養氣管：審浸蒜頭1個月，每天吃1顆。
22. 慢性支氣管炎，早晚咳痰：白蘿蔔5片、生薑3片，煮10分鐘，去渣，加審30毫升，再沸，溫服。
23. 咳嗽30年：白審、生薑汁煎煉為丸，每服2丸，1天3次。
24. 上氣喘咳、唾血：審、薑汁、杏仁、糖、豬油各適量，合煎為丸，每服3丸，1天3次。
25. 咳喘、咽燥、咯血：審、杏仁、阿膠、蘇子，生薑汁各適量，合煎為膏，頻服。
26. 哮喘咳：春天時，審浸蒜頭90顆，浸6個月，秋冬時，每天吃1顆。
27. 虛喘：核桃肉1斤搗爛，入審600毫升，或兩者等量，溫水送服，每服1匙，1日2次。
28. 哮喘：審、葡萄等量，泡3天，每次吃3顆葡萄，1天3次。
29. 冬季喘：黃瓜子研粉，豬油、審等量，加冰糖蒸1小時，待涼入玻璃罐，每服1匙。
30. 老年哮喘：核桃仁、黑芝麻按2:1比例，搗爛，加審、冷開水拌勻，蒸20分鐘，早晚各服1匙。或花生3兩、芝麻2兩、核桃2兩、粳米4兩煮爛，加蜜，早餐食用。

31. 胃氣不降、噁心、嘔吐、妊娠嘔吐：竹茹5錢煎湯去渣，加蜜30毫升，一次服下。

32. 胃寒打嗝：八角3兩，2碗水煮成1碗水，加蜜，再煮沸後服。

33. 胃隱隱作痛：馬鈴薯連皮半斤，煮熟搗爛，加蜜調勻，早上空腹服1匙。

34. 胃腸潰瘍：蜜100毫升，空腹服，1天3次。或馬鈴薯1斤搗爛，煎至黏稠，加等量蜜調勻，空腹服1匙，1天2次。

35. 胃潰瘍痛：廣陳皮2錢、茯苓3錢、山藥5錢，煎湯後加蜜沖服。

36. 血虛便秘：黑芝麻、當歸各3錢，煎湯後加蜜服。

37. 久病腸燥便秘：牛奶200毫升煮沸，加白芝麻粉10克、蜜15毫升，調勻服。

38. 腸燥津虧便秘：蜜30毫升，慢嚥，亦可製成栓劑，塞肛門。

39. 老人便結：蜜小口頻服，或香蕉沾蜜食。

40. 預防便秘：每日臨睡前，或早上空腹，蜜2匙，開水沖服。

41. 小兒便秘：蜜、黑芝麻粉拌勻，連服5天。

42. 急性腸梗阻：以文火將蜜熬成如手指粗的蜂糖栓，塞入肛門內。

43. 蛔蟲性腸梗阻：審60毫升、生薑汁30毫升，或按2:1比例，一次服下，14歲以下減量。
44. 瘧疾：審30毫升，加少許白酒，發作前1小時服，或1天服3次。
45. 小便不通：蔥莖4兩，搗爛加審調勻，用紗布包，敷臍，1小時後，膀胱小腹處咕咕作響，小便即下，尤以小兒尿閉效捷。
46. 前列腺肥大：花粉3錢、川七粉3錢，加審水沖服。
47. 膀胱結石：楊桃5顆煮10分鐘，加審調服。
48. 產後口渴：審、生地、鹿角膠、酥油、生薑汁各適量，煉為膏，亦治皮膚枯燥、消渴。或煉審調冷開水喝。或審加溫水服。或審攪拌至起泡，入麻油，按2:1比例，拌勻，熱水沖服。
49. 化斑：馬鈴薯汁煎稠，加審按1:2比例，熬至稠裝罐，每服1匙。
50. 老人斑：薑煮沸，待冷加審等份，外塗內服。或醋、審水等量外塗。或薑3片，沸水泡10分鐘，待涼至60度，加審10毫升，當茶飲。
51. 骨癌化療中：審、肉桂粉，以3:1比例，溫水送服1天3次，連服1個月。
52. 口瘡：審浸大青葉含之。或審外塗，一天數次。
53. 男子陰瘡：審煎甘草粉，外塗。

54. 痔瘡：粳米6兩，煮成粥汁，加茄子1條，再煮熟，加蜜50毫升服食，1天2次。

55. 炎腫初起：蜜加黃連粉、黃柏粉，調勻外塗，去腫效速。

56. 熱油燒痛：白蜜外塗。或蛋清加蜜、香油調勻外塗。

57. 湯火熱油傷：蜜加薤白搗爛外塗，消炎防腐，且防潰爛。或燒傷創面清潔後，蜜外塗，傷口創面大，用紗布沾蜜外敷，初期每天4至5次，結痂後每日2次。

58. 服生烏頭致中毒：蜜100毫升水沖服，服後半小時，症狀開始緩解。

59. 減少小兒瘡毒：乳汁內稍加蜜，清火通便。

※蜂蜜小叮嚀

1. 農曆7月勿食生蜜，恐吃到毒蜜，令人暴下霍亂，甚者死亡。目前對食蜜中毒無特殊療法。

2. 夏蜜未經檢驗或加工處理者，先少量試嚐，帶有苦、澀、麻等異味表示該蜜有毒。

3. 蜜對多種細菌有殺菌作用，但加熱溫度高，則減其效力，甚至無效。

4. 蜜應置陰涼處，防塵、防熱、防生水，以防發霉變酸敗。

5. 蜜久貯藏須煉過，火煉熱度太高，會使蜜中有益酵素死亡。

6. 審雖無毒，多食仍易生諸風，生濕熱蟲。
7. 東南地處卑濕，多食則害生於脾。
8. 夏日潮濕或居濕地，內有實熱者忌，易傷脾胃，致變生他疾。
9. 審性滋膩，凡痰濕內蘊所致中滿痞脹、嘔吐納呆、痰濁咳喘、痰飲咳嗽、舌苔滑膩者忌。
10. 審性寒滑，便溏、腸滑泄瀉者忌。
11. 常嘔者、喜酒者、中滿蠱脹、濕熱腳氣者忌審。
12. 糖尿病、肥胖者，注意審中所含糖分、熱量皆高。
13. 一歲以下兒童，臟氣未強，勿吃審，審不易完全消毒，可能引起肉毒桿菌病，正長牙者食之易蛀牙。
14. 有些人特別是兒童，服審會引發過敏反應，全身蕁麻疹，或胃腸失調。未曾服過審者，初服小量試嚐。
15. 審忌與蔥、鮮萵苣、黍米同食。蔥審同食易傷眼睛、易瀉，亦非絕對。

暖胃消痰的胡椒

※胡椒小籍

胡椒屬胡椒科胡椒屬，為蔓性爬藤常綠灌木胡椒的果實，產於馬來西亞、印度、泰國、越南，中國產於廣東、廣西、雲南。性味辛熱純陽，入胃、大腸經，別名黑川、白川。

功能：暖胃快膈，下氣消痰，除濕，化冷積，止冷痛，去寒痰，止寒瀉。治寒痰食積，中焦寒盛所致脘腹冷痛，反胃，嘔吐，胃寒吐水，陰毒腹痛，產後血氣刺痛，腸滑冷痢，泄瀉，痢疾，牙齒浮熱作痛，食欲差。殺一切魚肉蕈毒、陰冷食毒。胡椒能抗菌、防腐，使食物保存較久；又能擴張血管，刺激交感神經，促進代謝，可作為瘦身良品。且能促進唾液、胃液、消化酵素分泌，胡椒能快膈行氣、開胃助消化，食料宜之。

品質：胡椒果穗基部的果實，開始變紅時，剪下果穗，曬乾後摘取果實成黑褐色稱黑胡椒，氣味較淡，又名黑川。待果實完全成熟變紅時採收，水浸幾天，擦去外果皮，曬乾後，表面呈灰白色者為白胡椒，氣味較烈。黑胡椒以飽滿有亮的黑褐色者良，白胡椒以黃灰色者良，用藥以白胡椒為佳。總說以粒大、均勻、飽滿、乾淨、香味純正，無蟲蛀、無發霉者佳。

用途：胡椒主要成分的胡椒鹼，能興奮胃神經，芳香健胃，驅風。凡食寒性食物，必加胡椒，驅寒溫腸胃。黑胡椒氣味淡，宜牛、豬、肉食佐料，黑胡椒牛排廣受歡迎。白胡椒氣味强，宜作藥外，作為魚、雞肉佐料，意大利麵、鹽酥雞、披薩灑上白胡椒，風味更佳。煮牛柳、羊肉佐胡椒，不但溫補又去腥。古方每單用胡椒研粉或製成丸劑藥用。

※胡椒醫膳

1. 癲癇：胡椒放入白蘿蔔中，陰乾，研粉，每次服3克，早晚各1次。
2. 癲癇：服抗癲癇藥療效不佳者，每日胡椒粉2克，開水送服。
3. 傷風感冒初起：胡椒、蔥白下麵，使淚涕出，汗出而愈。
4. 鼻塞：煮雞湯，湯成加胡椒粉。
5. 流行性腮腺炎：胡椒粉、白麵粉按1:5比例，溫水調粉，攤紗布上外敷，4小時後除去。
6. 牙齒寒痛：胡椒粉擦牙。
7. 胃冷、牙齒浮熱痛；胡椒1錢煎湯服。
8. 防乳癌：胡椒粉、薑黃，等量服。

9. 五臟風冷、吐清水：喝胡椒酒。
10. 針眼：白胡椒粉貼肚臍，或貼對側腳心。
11. 眼睛常有血絲：白胡椒粉用醋調糊成餅狀，貼腳心。
12. 胃冷、中寒泄瀉：胡椒粉填肚臍，膠布固定，加艾條灸效更良。
13. 胃中寒痰吐水、食已即吐：胡椒含口中，以涎吞下。
14. 霍亂吐瀉、赤白下痢：胡椒、綠豆各適量煮水喝。
15. 胃痙攣痛：胡椒3分、乳香1錢，研粉，分2至3次吞下即愈。
16. 胃冷、食後噯氣、吞酸、反胃吐食：胡椒1分，煅瓦楞子末5分，飯後溫水送服。
17. 反胃、嘔噦、吐食：胡椒粉5分、生薑1兩半微煨切片，用2碗水煮成1碗水，分3次溫水送服。
18. 翻胃：胡椒、半夏等分研成粉，薑汁為丸，如梧桐子大，每服30丸，薑湯送服。
19. 胃痛：紅棗去核7枚，每枚入白胡椒7粒，線綁，蒸7次，搗為丸如綠豆大，每服7丸，溫水服，壯實者服10丸。
20. 清潔皮膚：胡椒粉、糖、按摩油、精油各適量調勻外擦。

※胡椒小叮嚀

1. 黑胡椒不宜久煮，香辣味易揮發掉。
2. 胡椒避免陽光直射、溫度高處，易流失成份。以顆粒方式保存，要用時現磨，風味更佳。
3. 胡椒能使血壓升高，高血壓者勿多食。
4. 胡椒雖芳香健胃，多用反刺激胃粘膜，易引起充血。
5. 胡椒氣味俱厚，咽喉口齒病者忌。
6. 胡椒能刺激子宮收縮，孕婦、習慣性流產者忌。
7. 胡椒辛熱，多食助火耗氣、傷氣、損肺、發瘡痔臟毒。齒痛、昏目、血證、熱證、陰虛內熱、陰熱氣薄、胃及十二指腸潰瘍者忌。
8. 綠豆能制胡椒熱毒。

透疹辟惡的胡荽

※胡荽小籍

胡荽屬繖形花科一年生草本植物，性味辛溫香竄，入脾、胃、肺經，別名香菜、香荽、芫荽、蒝荽、園荽。原產南歐地中海沿岸。相傳是由漢朝張騫出使西域時引進，清初自中國華南地區引入台灣。

功能：疏風散寒，發表邪袪痰，發痘衫，辟惡氣。通心脾，外達四肢，辟一切不正之氣，解穢殺蟲，殺魚腥。以其性溫香竅，能止痛下氣，通小腹氣，利大小腸，行氣開鬱，止頭痛，通心竅，拔四肢熱。

胡荽的特殊香味，可辟一切腥臊臭氣，驅腸寄生蟲，使之麻痺而排出。能興奮胃神經，助消化、芳香健胃、開胃、增加食欲。富含維他命C、鈣、鐵等營養物質，多生食。國人稱胡荽為香菜，歐美人卻視之為臭菜。

胡荽子：性味辛溫，治牙痛，腹瀉、胃寒痛。

品質及用途：胡荽分青梗、紅梗二種，青梗種植較多，主要產地在彰化縣北斗鎮，以全株完整，葉片青綠脆嫩、不枯萎、不腐爛者良。胡荽是世界上最古老的藥用、調味劑，早在西元前16世紀，埃及就有使用的記載。胡荽常作為調味料，佐菜、炒食、油炸，多數生食。尤作為春捲、麥芽糖、花生酥的佐菜。胡荽拌麵粉油炸風味獨特。其葉梗炒肉、涼拌，亦美味。胡荽子芳香，可榨油、提煉香料、製作香皂、香水、化妝品和酒。美國將胡荽子列為法定藥典，作為祛除某些藥品噁心作嘔的副作用。

※胡荽醫膳：

1. 黑斑：胡荽榨汁飲，兼治視力弱、面色差。
2. 雀斑：胡荽子煎湯外洗。
3. 痧疹痘瘡不出：胡荽浸黃酒外噴。
4. 痘疹發不透：胡荽2兩切碎，加酒，煮沸，鍋蓋密勿令洩氣，待冷去渣，輕輕從頸背噴到腳，勿噴頭面。
5. 痘疹發不暢：將胡荽汁外噴，並將其全株懸掛床帳上下左右，辟邪惡寒濕諸氣。
6. 麻疹久不出，或出不暢，或臉無疹之麻疹，或麻疹初發，發燒，疹點未出現，天氣驟冷，體瘦小兒，疹發不出，或麻疹誤用磺胺劑、抗生素，反使疹不發；或麻疹初發，胃腸弱而泄瀉，無力透發：胡荽稍煮沸汁服，再煎濃湯，以毛巾浸湯，擦全身，之後用乾毛巾拭去水份，1天3次。

7. 麻疹紅疹初起，突然退去，易疹毒內陷，為兇證：胡荽半斤、高粱酒12兩，文火煎，製成胡荽酒，入噴罐，噴全身，須閉目，以免噴到眼睛，1天噴3次，亦可以胡荽酒擦全身，室溫勿太涼。

8. 皮膚癢：胡荽洗淨陰乾，加等量米酒入罐，浸3天後，外噴。

9. 胃神經衰弱、痞悶、疝痛：胡荽浸葡萄酒，每次喝30至50毫升。

10. 胃神經痛、消化不良：胡荽子2錢、丁香2錢、橘皮1.5錢，黃連6分，水煎服。

11. 膽道蛔蟲症：胡荽子3兩搗碎，加水400毫升，5歲以下兒童量減半，濃煎，1次服完。

12. 腎炎保養：胡荽2兩煮10分鐘後，小口頻服當茶喝。

※胡荽小叮嚀

1. 麻疹已透，或雖未透而熱毒盛，非風寒外束者忌胡荽。

2. 麻疹出不暢，非風寒外侵及穢惡之氣所觸犯者忌胡荽。

3. 發痘不暢時，小兒體虛寒，又天氣冷，噴之良。但若壯實者，春夏天氣晴暖，陽氣正發越，不可噴，火上加油，胃中熱盛，毒血驟蓄，必變黑陷，為兇象。
4. 胡荽性溫熱辛竄，凡病人、氣虛人、火氣陽盛、脾胃陰虛者不宜多食。
5. 胡荽多食令人健忘、損目、目昏、耗氣。
6. 患有腳氣、狐臭、胃潰瘍、淋病者忌胡荽。
7. 凡服一切補藥、白朮、牡丹者忌胡荽。
8. 胡荽生汁含精油成份高，辛味强烈，易引起神經器官的不適及不調，且難下嚥，最好配以鳳梨、蘋果、檸檬汁調飲。
9. 釋迦牟尼佛將胡荽列為葷菜，以其損性靈。

通陽活血的蔥

※蔥小籍

蔥屬石蒜科多年生草本植物。性味辛溫，入肺、胃、大腸經。全國各地皆有栽種，所以別名特多，古名芤，別名大蔥、小蔥、火蔥、木蔥、青蔥、葉蔥、胡蔥、水蔥、蔥仔。藥用部位為蔥近根部的鱗莖，名蔥白，又名蔥莖白、蔥白頭。蔥以其諸物皆宜，又名菜伯、和事草。亦為菜販買菜送蔥的人情菜，為中國菜調味料，家家必備，餐餐必食。

蔥原產於中國北部、西伯利亞。我國栽培蔥已有3千年以上歷史。古埃及人認為蔥頭是永恒的神明之物，並作為保護大軍、祛病防災的重要物質。南北戰爭時期，格蘭特將軍為保持戰鬥力，要求國防部調大批蔥頭至戰地。

功能：蔥白入藥功效40多種，生者辛散，熟者甘溫，外實中空，為肺之菜。氣厚中薄，主升、主發散、通上下陽氣。溫通陽氣，疏通脈絡，發汗解肌，祛風達表，解毒散結去瘀，益目睛，利耳鳴，通乳和營，止痛，止血，安胎，利二便。

主治：傷寒寒熱，中風，風寒頭痛，傷寒頭痛，傷寒骨肉痛，面目浮腫，時疾熱狂。乳汁不通，乳癰，陰毒腹痛，脫陽腹痛，陰寒內盛腹痛，陰囊腫痛，除肝中邪氣。吐血，衄血，便血，痢血，痔瘡出血，折傷出血，跌撲金瘡。霍亂轉筋，煩躁，奔豚腳氣，風痺。瘡癰腫痛，殺諸蟲，制魚肉諸毒、藥毒、蚯蚓毒、犬毒。

蔥含類脂肪之蔥油，有強力殺菌、防腐作用，外用化膿病瘡面，快速去除膿汁，促進肉芽生長。蔥含揮發精油，多種維生素，與奮胃神經，刺激消化液分泌，健胃、促進食欲，預防消化道寄生蟲。蔥散瘀，可降膽固醇、降血壓、降三酸甘油脂、預防動脈粥狀硬化。與奮腦神經循環，使腦血行順暢、腦筋靈活，並促進全身血液循環。

蔥花：治腹脹、心腹痛。

蔥葉：性味辛溫，能祛風發汗，解毒消腫。主治風寒感冒頭痛，鼻塞，身熱無汗，中風邪。

蔥鬚根：治風寒頭痛，喉瘡，凍瘡。

蔥汁：散瘀，解毒，驅蟲。

蔥頭：降血壓，降膽固醇，預防動脈硬化。

蔥子：能明目，溫腎，補中之不足。

品種：以北蔥、大蔥、四季蔥為主。另有珠蔥，又名油蔥、大頭蔥。

蔥初生稱蔥針；粉綠色葉簇稱蔥管、蔥袍；葉稱蔥青，白色葉鞘稱蔥白；葉中粘性汁液稱蔥汁、蔥苒。

北蔥之蔥白較短，肉質粗硬；四季蔥又稱日蔥、日本蔥、九條蔥、大廣蔥、粉蔥，葉肉厚而柔軟，氣味較淺，品質最佳。大蔥蔥白可達30公分，葉肉厚而稍硬，氣味較强，北方人多喜食，入藥良。選蔥：以全株結實，不枯萎，蔥白潔白粗長，無抽苔、無枯焦、無腐爛、無水傷、無腥味，纖維細軟，味辛帶甘不臭者佳。

用途：蔥作烹調，除腥味，祛寒性，炒、煮、生食皆宜。山東大蔥脆嫩多汁、柔軟甘芳適口，多生食。山東小吃，煎餅捲大蔥，遠近馳名。台灣街頭巷尾常見蔥油餅攤，蔥燒肉、蔥油雞、蔥爆牛肉、糖醋京蔥，烤鴨肉片加生蔥沾甜醬捲餅，廣受喜愛。味噌湯、牛肉麵都少不了切蔥花。農曆元月，蔥得天地之精華，最益心血管，心臟病患者多食元月蔥。

※蔥醫膳

1. 小兒無故卒死：古法用蔥白塞下部、兩鼻孔，只要氣通或得嚏即生。
2. 小兒感冒初起：蔥白6錢、生薑3錢，搗碎，放杯中，沸水沖，其氣薰口鼻。

3. 小兒感冒：蔥白2錢、豆豉2錢、白米2兩煮粥。
4. 小兒夏季發熱：蔥搗汁，拌麻油，擦手心、足心、印堂、後頸。
5. 感冒發燒：蔥、薑等量加點鹽，搗碎布包，擦胸前、後背、風池穴、手心、腋窩、肘窩、腳心數遍，平臥，出汗，熱退。
6. 一般感冒：粥煮熟，加蔥白服後，蓋被或穿厚衣，令出汗。
7. 感冒頭痛：蔥白煎湯，熱氣薰鼻，待溫內服。或蔥白加薑，按4:1比例，煮水趁熱服。
8. 流行性感冒：蔥白1兩、淡豆鼓4錢、老薑或生薑1兩，可加茶葉1錢，煎湯去渣，趁熱一次喝完後，蓋被或穿厚衣，使出汗，甚效。
9. 傷風鼻塞、急慢性鼻粘膜炎、鼻竇炎：蔥白搗汁滴鼻。
10. 鼻塞：蔥白1錢、薄荷1錢、菊花3錢，沸水沖悶5分鐘，加審調當茶飲。或用蔥白搗汁擦鼻口。
11. 頭脹痛：蔥插入鼻，或耳內令氣通。
12. 傷寒頭痛：蔥根、豆豉各適量浸酒，煮飲，亦可解煩熱，補虛勞。
13. 過敏性鼻炎：蔥、薑、鹽、香菜，加入雞肉紅棗粥內。或蔥白1兩、米酒2碗、豬的腰內肉2兩，燉食。

14. 妊娠傷寒：蔥白煮湯喝，或加生薑更佳。

15. 胸悶：紅棗20枚，煮沸20分鐘，加蔥3兩，再煮沸10分鐘。

16. 妊娠胎動：蔥白、香豉各適量煎湯，加阿膠服。

17. 妊娠胎動下血：蔥白濃煎飲，未死即安，已死即下，不效再煎再服。

18. 妊娠六月胎動：蔥白濃煎，去渣，一次服完。

19. 幼兒吐乳、大便稀、手腳冰冷：蔥白加乳汁燉熟喝。

20. 小兒盤腸內釣腹痛、膀胱輸尿管一時閉塞：蔥煎湯洗下腹，另再搗蔥貼臍上，待尿出痛止。

21. 陰毒腹痛、唇青、內臟重要血管閉塞：蔥白一大把，揉一揉放肚臍上，外用熨斗熨之，蔥壞再換，連熨半小時。若手足溫則可救，手足不溫則不治。

22. 胃寒痛：蔥白5錢、生薑6錢、紅棗10枚、米4兩煮粥，可加紅糖。

23. 久嘔：蔥白加鹽，搗爛捏成餅狀敷臍。

24. 受風傷引起腹瀉：蔥、鹽炒熱，布包敷臍。

25. 急性腸胃炎：蔥白搗爛炒熱，布包熨臍。
26. 痢疾腹瀉：蔥白、韭白各適量，加米煮粥。
27. 腹水：蔥白10根或大一把、芒硝3錢，搗一搗敷臍上，1天1次。
28. 赤白蟲痢、阿米巴蟲痢：蔥煮粥，每天吃，或加蒜、韭菜，麻痺腸蟲。
29. 蛔蟲性腹痛：蔥白1兩搗汁，麻油調，空腹1次吃完，1天2次。
30. 蟯蟲病：大蔥加水微火煮爛，過濾後入瓶，睡前灌腸。
31. 小兒蛔蟲性腸梗阻：蔥白搗汁、豆油或香油等量，3歲以下各1.5兩，10歲以上各3兩，1次服完，服後勿臥床，以防油吐出。
32. 小便閉脹：蔥白3斤炒熱，分裝2個布包，交替熨小腹，亦治產後小便難。
33. 小便下血：蔥白7根、薑8片、淡豆豉2兩、鯽魚1條，蒸食。
34. 大小便閉不通：蔥白、醋稍搗，放小腹上，用艾條灸20分鐘。
35. 陰囊腫痛：蔥加點鹽稍煨或煎，搗爛外塗。
36. 前列腺炎：蔥6兩、硫磺6錢搗糊敷臍，外加熱水袋敷1小時。
37. 補腎壯陽：蔥4兩、海參7兩，煮湯。

38. 水病腳腫：蔥加水煮熱40度，泡腳15分鐘，1天3次。
39. 血虛、四肢痛、浮腫：蔥白燉豬蹄。
40. 風濕性關節炎：防風4錢煮取汁、蔥3根，入梗米2兩煮粥，再加蔥白煮5分鐘，或蔥、薑3:1搗泥外敷，4小時換1次。
41. 凍傷：蔥鬚、茄根等量，或各約1兩，煎水洗，泡患處。
42. 跌打扭傷：蔥半斤搗爛，炒熱40度，敷患處，紗布蓋，1天2次。
43. 瘡癰疔瘡：蔥白搗爛外敷。
44. 乳癰初起：蔥白搗汁，加韭汁飲，並解金銀毒。
45. 乳腺炎初起：蔥汁1000毫升，一次慢慢喝完。
46. 急性乳腺炎：蔥浸熱水，外敷乳房20分鐘，1天5次，或蔥搗泥外敷。
47. 一切腫毒：蔥白搗爛，審調外塗。並治跌打杖傷、金瘡挫胸流注走痛，筋骨痺痛，腦破血流，癰毒初起，均厚敷。
48. 雞眼：熱水泡腳15分鐘，剪去壞死皮，用帶漿汁蔥皮擦，雞眼周圍用蔥內膜貼上，外用膠布固定，2天1次。或擠出蔥內汁外塗。

49. 蕁麻疹：蔥白1把或20根，水煎外敷，1天1次。
50. 去痘痕、去抓痕、去疣：蔥內薄膜外敷。
51. 眼角膜潰瘍：蔥白切小段塞鼻。
52. 膽結石：白饅頭1個，塞入蔥白，電鍋蒸10分鐘，一次全吃完，連吃10天。

※ 蔥小叮嚀

1. 蔥含揮發精油，汗腺發達、狐臭者少食。
2. 表虛多汗、氣虛易汗者不可單服蔥。
3. 蔥不宜煎、煮、炸過久。味噌、魚湯、麵湯，熄火後加蔥花，可口美味。
4. 蔥同蜜食，易生有毒物質致腹瀉，傷眼睛。
5. 蔥同棗食，令人病。
6. 服中藥地黃、常山，不可吃蔥，使人營衛枯澀、髮白。
7. 感冒煮湯用蔥白，勿用蔥管。

涼血散瘀的藕

※藕小籍

藕屬睡蓮科多年水生植物的乾燥根莖節部，性味生寒熟溫味甘，入心、脾、肺經。別名光藕節、藕節疤、菡萏、芙蕖。《本草綱目》稱之為「靈根」。並說藕之花葉常偶生，不偶不生，故根曰藕，或云藕善耕泥，故字從耦，耦者耕也。以藕之節及其兩端節間部位作藥，故名藕節，或藕節疤。

功能：生用甘寒性偏涼，涼血止血散瘀力勝，能止渴除煩，開胃消食，解酒毒蟹毒。治霍亂口乾，療產後悶亂，金瘡止血定痛。藕能收斂粘膜血管，凡鼻粘膜出血、牙齦出血、肺咯血、胃粘膜出血、腸粘膜出血、尿血、子宮出血皆可治之。藕消瘀而生新血，止中有行，故止血不留瘀，對嘔血、咯血尤宜，最適合吐血兼瘀者。

藕熟用甘溫，養心血補虛，益胃，舒鬱，健脾，止瀉，止怒，久服令人歡。富含營養成份，易消化，充飢，滋食強壯，是果中靈品。輔治肺熱咳，煩躁口渴，食欲不振，脾虛瀉泄，一切血證。《本草綱目》稱藕之功為：「補中養神，除百病，常服輕身耐老，延年益壽。」又說：「新採嫩藕勝太醫」。藕為中研院研究排毒最强20種食物之一。

澄粉：安神益胃，開膈，補腎，散瘀血，生新血，和血脈。宜產後、吐血者良。

藕節：止唾血、咳血。治溺血，血淋，血痢，血崩，下血。

蓮花：益色養顏，鎮心，輕身。

蓮房：和血脈，止腹痛。治產後胎盤不下。

蓮葉：止渴，破血，落胞。治產燥口乾，心肺煩躁。

蓮實（子）：補虛損，益氣力，養心安神，厚腸胃，固精氣。

藕粉製法：將藕切碎，加水磨之，濾出汁液，曬乾即成。

品質：藕秋冬採收，台灣6至8月採收。藕者偶也，藕節生二莖，一莖生花，一莖長葉，花葉相偶而生，故名藕。開紅花者產藕實多，藕較劣，生食味澀不甘；開白花者，產藕實少，藕肥較佳，以肥白純甘者良，鮮食宜採鮮嫩白花藕，熟食宜老壯紅花藕。

用途：生用，多用於熱而卒暴出血證，以鮮品為佳。熟用，多用於陰虛肝旺，內熱血少，諸失血證。炒炭用，多用於虛寒性慢性出血證。藕可煮成甜食，或煮成粥加糖，或加糯米煮粥。夏日與海蜇皮切絲狀涼拌，或煮排骨湯風味佳。

※藕醫膳

1. 眼前房積血：藕節1兩半，水煎服，1天2次，早午各1次。
2. 遠視：藕、芹菜、黃瓜各等份，各約150毫升打汁，加檸檬汁少許約15毫升。
3. 鼻息肉：生藕節2兩、烏梅肉1兩、白礬5錢、冰片1錢，共研末吹患處，1天多次。
4. 流鼻血：藕打汁服，並將汁滴入鼻孔。或藕煮湯喝。
5. 酒糟鼻：藕半斤燉熟，加紅糖。
6. 耳鳴：藕、黑芝麻、豬肉各適量煮湯。
7. 養心安神：藕7兩、蓮子3兩、桂圓乾1兩，煮粥或湯。
8. 加强凝血功能：藕1斤半、甘蔗、梨，鮮生地各半斤打汁。或海參1兩，炒藕3兩。
9. 老人血瘀：藕粉1兩、核桃3兩，沖開水加些糖。
10. 降血糖：藕3兩，燉鱔魚1條。
11. 肺結核咳嗽：藕3兩打碎，加薑汁、鹽、白糖。
12. 久咳：枸杞1兩、紅棗5枚、薑2片，水煮30分鐘，2匙藕粉用開水調後，入前湯再煮

5分鐘。

13. 生津止咳：藕、甘蔗各適量打汁喝。
14. 夏季除濕熱：藕半斤、綠豆3兩、苡仁3兩、米3兩煮粥，可加糖。
15. 醉酒：藕打汁頻服。
16. 吐血不止：鮮藕節搗汁飲。
17. 諸失血證：熬濃藕湯飲，日久自愈。
18. 胃出血：藕半斤燙熟，加米醋、薑末少許、糖。
19. 胃潰瘍：藕節內入蜜，蓋上節，蒸20分鐘，吃藕喝其湯汁。
20. 健脾開胃：藕半斤、糯米6兩、白糖少許煮成粥或湯。另藕搗泥拌糯米飯，做成丸子。
21. 健胃：藕、枸杞以2:1比例煮湯。
22. 急性胃炎：藕3兩、粳米3兩、紅糖少些，煮粥。
23. 腸炎腹瀉：藕打汁1500毫升，開水送服。
24. 中暑上吐下泄腹痛：生藕打汁頻服。
25. 腸癌化療後，脾虛泄瀉：藕半斤，拌醋3匙、醬油、糖炒。

26. 勞倦損脾、大便下血：藕節研末加人參、白蜜煎湯送服。
27. 盲腸保健：藕、芹菜、冬瓜、野菊花各等份，或各約3兩，水煎服。
28. 舒肝利膽：藕、綠豆各適量煮湯。
29. 腎炎保健：藕、甘蔗各等量，打汁飲。
30. 强腎：藕1節、黑米3兩先浸1小時，蒸熟後加糖。
31. 血淋、痛脹欲死：髮灰2錢，用藕汁調服，連服3日。
32. 產後餘血上衝：藕適量煮汁服。
33. 產後血悶腹脹：藕節搗汁，和熱童尿飲。
34. 產後、病後、衰老、虛勞：老藕搗浸澄粉服，誠為妙品。
35. 痔瘡出血：藕節3錢、白果5錢、水煎早晚服。
36. 鵝口瘡：鮮藕、白蘿蔔各適量，打汁嗽口。
37. 凍瘡破裂：藕煮熟搗，外塗。
38. 皮膚癌保健：藕粉、米等量煮粥，可加點糖。
39. 痛風：藕1斤、玉米鬚1兩，煮水，當茶飲。

40. 金瘡傷折：生藕搗爛外敷。
41. 解酒毒、蟹毒：藕搗爛，或打汁，熱酒調服。
42. 一切血證：藕汁、生地汁、童尿各適量和飲。

※藕小叮嚀

1. 藕生於水中，補而性涼，最宜熱性病，可退內臟熱。
2. 產後忌生冷，獨藕不忌，因其能散瘀血。
3. 藕生食宜選鮮嫩，煮食宜用老壯者。
4. 藕最補心脾之法，用砂鍋、桑柴，緩火煨至極爛，入審煉，收乾而食。
5. 市售藕粉多有假，摻合他粉，真品多呈粉小片、扁塊狀。
6. 女性多有瘀，藕為養生聖品。

補腎暖胃的韭

※ 韭小籍

韭屬百合科多年生草本植物，性味辛甘溫，莱性熱，根性溫，子性辛甘溫。入胃、肝、腎經。韭只要種一次，便能長期生長，故名韭。韭在《禮記》名豐本，意即其生發力强，剪之復生，一年可採收五、六次。又名起陽草、草鐘乳、長生韭、扁菜。韭春季正嫩，春補肝，為肝之菜。《素問》有言「心病宜吃韭菜」心為肝之子，母能令子實。韭亨有「春菜第一美食」之稱，正如《本草綱目》謂：「正月蔥，二月韭」。

功能：溫中開胃，暖胃，消積食宿滯，解肉食毒。行氣活血，調和臟腑，下氣調營，祛陰散寒，補腎助陽。主治胸痛如錐刺不能俯仰，胸腹腰膝諸痛，噎膈經產諸症，跌打損傷，蛇狗蟲傷，殺蟲消毒，防腐，盜汗，痢疾，疹癬皮膚癢。

韭種子：生則辛而散血，熟則甘而補中，含特殊辛香味，疏肝氣，促進食欲，補肝腎，暖腰膝，壯陽固精。主治頑固性呃逆，小腹冷，腰膝冷痛，小便頻數，小便白濁，陽痿遺精，疝氣，帶下清稀。補下焦肝及命門之不足。

韭根葉：補虛益陽，調和臟腑，溫中下氣，增進食欲、止瀉膿血，解各種藥毒。主治：腹中冷痛，胸痹骨痛不能碰，咳血，吐血，衄血，尿血，跌打損傷，月經脈逆行，陽痿，白帶，腰酸痛，腹酸痛，腹瀉，毒蛇、蠍、毒蟲咬傷。

品質：初生食之氣香，春正嫩，夏食則臭，老則含硫氣臭，雖煮熟，臭味仍重。北方人終年嗜食韭，為家常菜；江南人嫌其氣辛臭，多取其未出土之韭黃，炒之味美氣香。春初早韭最佳，以肥嫩為佳，韭子以色黑飽滿者佳。

※韭醫膳

1. 猝然中惡：古法用韭入置鼻中。
2. 瘀血脫髮：韭打汁飲。
3. 養心安神：韭半斤、雞蛋2顆，加鹽、酒煮湯。
4. 怕冷、四肢冰冷：韭菜、羊肉等量，加蔥、香油、醬酒調味炒，或包成水餃。
5. 口水多、四肢冷：韭打汁，熱水沖服。
6. 目生翳：韭葉搗爛，搓成丸塞鼻中。

7. 一切目疾：韭菜根洗淨，用橘葉包，睡前男塞左鼻，女塞右鼻，過夜取出。
8. 慢性中耳炎：韭打汁，滴2滴入耳內。
9. 小兒痰多吐不出，甚而氣促，不能飲乳：韭汁、白蘿蔔汁各10毫升，混合飲。
10. 誤食雜物：韭半斤切斷，炒熟加豬油，1次吃完，雜物隨糞便排出。
11. 吐血、唾血、尿血：韭汁和童尿飲之。
12. 通乳汁：韭半斤、蝦仁1兩，炒蛋。
13. 胸痹刺痛如錐刺：韭搗汁，可加藕汁，可吐出胸中惡血。
14. 乾性肋膜炎：韭搗汁內服並外塗。
15. 食肉多而胸口煩悶：韭搗爛，加溫水濾汁，早上空心服一杯。
16. 胸膈噎氣、食道腫瘤：韭煮熟加點醋、鹽，空心服。
17. 消化道瘤：韭汁加鹽，由少量漸增，可吐膿痰。
18. 呃逆：韭種子研末，每服9克，1天2次，早午空心服。
19. 腫瘤併發呃逆：韭種子炒黃，研粉，每服1錢或9克，1天3次。
20. 胃寒：韭半斤、生薑1兩，打汁煮湯後，加牛奶100毫升。或韭菜煎蛋。

21. 胃下垂：韭菜及種子2兩搗爛，加審120毫升。
22. 反胃：韭1兩打汁，加沸水沖服。
23. 急性下痢：韭葉煮鯽魚湯。
24. 食物中毒、腹絞痛、水泄：韭菜之莖葉煎蛋。
25. 便秘：韭4兩川燙後，加柴魚、香油涼拌。
26. 內痔：韭2兩，入鯽魚腹內，加調味料蒸20分鐘。
27. 外痔：韭半斤煮10分鐘，薰痔或洗痔。
28. 小便頻數：韭種子、益智仁、補骨脂、桑螵蛸各3錢，水煎服。
29. 小兒遺尿：韭種子1兩、黑米3兩煮水或煮粥。
30. 遺尿諸藥不效：韭種子、糯米煮粥。
31. 補腎：韭1兩、白糖5錢，或按2:1比例煮水喝。或韭7兩，炒蝦子2兩。或韭3兩，炒魷魚2兩。或韭半斤，炒核桃3兩。
32. 補腎壯陽：韭3錢炒蝦肉5兩，加調味料。兼治陽痿。
33. 旱洩：韭2兩、生薑2片搗爛，牛奶200毫升煮沸。

34. 遺精：韭3兩研粉，白酒75毫升沖服。
35. 陽痿遺精：韭半斤、胡桃肉3兩，用芝麻油炒。或韭種子、粳米1:5，加點鹽煮粥。
36. 白帶過多：韭種子、龍骨、烏賊骨各3錢，水煎服。
37. 老人白帶：韭根、紅糖煮水喝，或加糖煎蛋。
38. 白帶稀如水，伴腰酸：韭根、桃仁各3錢，加米煮粥。
39. 痛經：紅糖3兩煮沸後，入韭半斤打汁（不煮）混合飲。
40. 痛經痛到吐：韭、紅糖，加點生薑煮水喝。
41. 血崩：韭菜頭49粒打汁，加冬瓜粉，1次喝1碗，1天3次。
42. 產後血運：韭切斷入瓶中，倒入熱醋。令氣入鼻中。
43. 產後怒哭傷肝，嘔青綠水：韭汁、薑汁合服。
44. 婦人經脈逆行、卵巢、輸卵管、子宮腫瘍：韭汁和童尿飲。
45. 腎虛腰痠：韭種子2錢、胡桃仁3粒、水200毫升煮10分鐘，加黃酒。
46. 腰腳無力：韭種子，加酒煎服，或加鹿茸、菟絲子，水煎服。
47. 骨折：韭2兩、蔥白1兩、蚯蚓6錢搗爛，白酒調服。

48. 過敏性皮炎：韭搗爛外塗。
49. 因油漆味引發皮膚過敏紅腫癢：韭煮水喝，或鮮韭菜搗爛外塗。
50. 香港腳：韭煮水5分鐘，泡腳10分鐘，擦乾後擦紫雲膏更佳。
51. 癬：韭菜搗泥放盆中，入沸水，待溫浸患處30分鐘。

※ 韭小叮嚀

1. 初秋韭花，亦可入食。
2. 夏不宜多食韭，老人亦少食，以其纖維粗糙不易消化吸收，易腹脹腹瀉。
3. 韭不宜久煎、煮、炒。
4. 韭多食昏神，目症、瘧疾、瘡家、痧痘後均忌。
5. 陰虛火旺、心煩口渴、咽喉乾燥、舌紅少苔、潰瘍病、皰疹、目疾、腹瀉者不宜韭種子。
6. 口舌生瘡、口臭、體熱、酒後、目紅腫常流眼屎、眼睛剛手術後、皮膚濕疹者均忌韭。
7. 韭勿與蜜、牛肉、菠菜、桑椹同食。
8. 韭為蔬中五葷之一。

利水祛脂的海帶

※海帶小籍

海帶屬海帶科植物的海帶，或翅藻科植物昆布的乾燥葉狀體。生長於海中，性味鹹寒，入肝、胃、腎經。漁民將海帶曝曬乾燥，用以束縛器物，故名海帶。別名昆布、綸布，日本人稱為細昆布。

功能：鹹能軟堅，散結，消痰。性寒潤下，能清熱降火，利水消腫。治痰飲，帶濁，瘿瘤，痞脹，疝瘕，癰腫，腳氣浮腫，水腫，小便不利。主12種水腫，肛漏，肛口瘡口反覆流膿或膿血，甚至流出糞。能催生，治婦女病。久服令人瘦。

海帶為製造碘質原料之一，對全身淋巴腺結核、缺碘性甲狀腺腫、甲狀腺瘤，有輔治之效。尤能預防血管硬化、能降膽固醇、血脂。為咳喘水腫、高血壓、冠心病、肥胖的輔助食療。海帶含豐富礦物質，能抗飢、防骨鬆、貧血、並使牙堅固、骨骼壯、面容潤、美髮。海帶膠能清腸排毒，促體內放射物質排出體外，減肥。解煤火毒、醒酒消食，葷素皆宜。

海帶葉：治地方性甲狀腺腫。

海帶根：主治催生，婦人病，水腫。

品質與用途：海帶是昆布類的海藻類，藥效與昆布、海藻相同，似海藻而粗，柔弱而長。短細者良，粗者不中食。生食，將海帶切絲，加調味料麻油、醬油拌作涼菜，爽口美味。熟食常與豬、鴨等肉作成紅燒或湯。

※ 海帶醫膳

1. 小兒痰咳嗽：海帶、栗子各適量煮湯。
2. 咽喉痛：海帶適量煮湯，含著湯慢嚥。
3. 高血壓：海帶2兩，加米2兩煮粥。或海帶4兩，炒黑木耳半斤，或按1:2比例加蒜、蔥花、醋、鹽、醬油調味。
4. 高血壓伴肝火旺、易怒：常食海帶煮湯。
5. 減脂袪濕：海帶、冬瓜各適量煮湯。
6. 降血脂、血壓：海帶5錢、綠豆2兩煮湯，可加紅糖。
7. 補腦力：海帶2兩、鰱魚1條、油菜1兩、白米3兩，煮粥。

8. 補血：海帶、萵苣各適量煮湯。
9. 補氣血：海帶3兩、白米3兩、陳皮2錢，煮粥，可加白糖。
10. 促進骨牙發育：海帶半斤，燉里肌肉4兩，加蔥、薑、油、酒調味。
11. 牙齒保健：海帶、菠菜各適量煮湯。
12. 冠狀動脈保健：海帶3錢、決明子3錢、藕5錢煮湯，加調味料。
13. 心臟瓣膜保健：海帶1兩、薏仁1兩燉熟，入煎好之蛋，再煮3分鐘，加調味料。
14. 乳腺腫增生：海帶2兩、瘦肉2兩煮湯，加鹽、麻油，湯成再加金橘葉煮3分鐘。
15. 消脂軟堅、降壓：海帶5錢、瘦肉2兩、白米3兩，煮粥，加蔥、鹽調味。
16. 消腫：海帶5錢、荔枝肉乾5粒，水煎服。或海帶5錢、海藻5錢、小茴香2錢，水煎服。
17. 活血軟堅：海帶2兩、荔枝核1兩、陳皮5錢煮湯，可加調味料。
18. 甲狀腺腫：海帶7錢、綠豆2兩、白米1兩、陳皮2錢，煮熟，可加紅糖或鹽。
19. 癭瘤、大脖子：海帶半斤微炒後蒸15分鐘，加芝麻3兩、醋、糖、橄欖油。
20. 濕疹：海帶4兩、冬瓜連皮半斤、紫菜5錢煮湯，加調味料。
21. 皮膚癢：海帶2兩、白米2兩，水煎服或煮成粥，可加紅糖。

22. 滋潤皮膚：海帶、排骨各適量煮湯。
23. 養顏美容：海帶、黑芝麻等量各約2兩煮湯。
24. 清熱解毒：海帶1兩、黃豆4兩煮湯。
25. 解毒美容：海帶5兩炒青椒、紅椒各半顆，加調味料。
26. 清熱利水：海帶3兩、綠豆1兩、白米2兩煮粥。或海帶4兩、豆腐4兩煮湯。
27. 軟堅利水：海帶4兩、海藻4兩、紫菜1兩煮湯，加調味料。
28. 瘦身：海帶粉少許約2克、話梅1粒，沸水泡5分鐘。
29. 排出有害物質：海帶、木耳各適量煮湯。

※ 海帶小叮嚀

1. 妊娠、哺乳不可吃海帶，易致胎兒、嬰兒甲狀腺機能障礙。
2. 甲狀腺機能亢進者勿吃海帶，海帶含碘多，恐加重病情。
3. 海帶性寒滑，脾胃虛寒、脾虛腹泄、痰多、體瘦者不宜多食。
4. 吃海帶時，勿喝茶、吃酸澀水果，會影響海帶所含鐵的吸收。
5. 海帶利水消腫力較弱，須與其他利尿藥同用。

活血潤肺的木耳

※木耳小籍

木耳性味甘平，黑木耳入胃、大腸經，白木耳入肺、胃、腎經。以其有雞肉一樣的補力，古名為樹雞，別名光木耳；白木耳別名銀耳、雪耳、銀耳子。《神農本草經》曰：「木耳益氣不飢，輕身强志。」列為養生的中品，又說：「桑耳之黑者，主女人漏下赤白汁及女人血病癥瘕積聚陰痛，陰陽寒熱無子。」可治血崩，血痢，帶下，月經閉血凝，產後血凝，凡婦人子宮病皆可入藥，為婦科良藥；亦治男子疼癖，痔瘡腸風，跌打撲傷。木耳富含膠質，止血作用功同阿膠，可治腸痔出血，脫肛瀉血，小兒流鼻血。黑木耳能防止血液中膽固醇在血管壁上的沉積。降血栓又富含鐵，為豬肝的7倍，可活血，補血滋養，養顏美容，潤腸潤肺。增加免疫系統，輔助防癌、抗癌。可補腦强志，並可治氣虛、血熱所致腹瀉、崩漏、尿血、牙疼、脫肛、便血。黑木耳補氣而耐飢。

白木耳：强心健腦，潤肺生津，益氣安神，潤腸益胃，補氣和血，美容嫩膚，延年益壽，可輔治肺燥乾咳、胃炎、便秘、失眠、月經失調。

品種：木耳分黑、白兩種，黑木耳產地較廣，白木耳多產於四川、雲南，台灣也有種植。兩種木耳，營養成份豐富並且相同，但一般黑木耳只作菜餚，而以白木耳為補品，因其產量不多，價位高，所以別名銀耳。

木耳種植方法：在伐倒的木料上，用木耳的微細種子，撒種於上栽培而成。品種按木質材料之別，有桑耳、槐耳、柳耳、柘耳。所有木料皆可產木耳，古以桑、柳、楮、槐、榆五木之耳最良。

※ 木耳醫膳

1. 預防中風：黑木耳1斤、洋蔥1斤、川七1兩，皆研粉，拌勻，每早1匙約1錢或3至5克，沸水沖泡悶10分鐘後服。
2. 血虛失眠：黑木耳5錢、紅棗15枚、冰糖3錢，蒸1小時。
3. 流鼻血：黑木耳炒黑研末，塞入鼻中。
4. 口破：銀耳、黑木耳、山楂各等量，或各約3錢煮水喝。
5. 肺癰欬唾膿血腥臭：李時珍用木耳1兩研末、百草霜2錢，糊丸如梧子大，米飲呑30丸。

6. 清喉嚨：白木耳2兩先煮30分鐘，加胖大海3枚煮5分鐘，待涼加蜂蜜。
7. 潤肺：白木耳、百合各3錢，加白糖，煮水喝。
8. 補肺提神：黑白木耳各適量，加紅棗煮水喝。
9. 寧心安神：白木耳5錢，先煮30分鐘，加鮮百合1兩、香蕉2條，煮10分鐘，加冰糖。
10. 軟化血管：黑白木耳各3錢，煮熟加冰糖。
11. 活血化瘀：黑木耳2兩、冬瓜4兩、魚頭1個、豆腐1塊煮湯。
12. 養血止血：黑木耳1兩、紅棗5枚、冰糖少許煮湯。
13. 補精氣血：白木耳1兩、櫻桃10粒、白米2兩煮粥，粥成加蜂蜜。
14. 養血潤燥：白木耳2兩、紅棗10枚、冰糖少許煮湯。
15. 防心肌梗塞：黑木耳1兩、紅棗5枚、老薑2片、瘦豬肉2兩，用6碗水煮成2碗，空腹吃料喝湯，1天1次，連服26天。
16. 健脾通乳：黑木耳3兩、鯽魚1尾，香菇加薑、蔥、酒、鹽、糖蒸食。
17. 潤腸燥、肺燥：黑木耳2兩、黑芝麻2兩，以上一半炒焦，一半生用，混合拌勻，沸水沖服。

18. 胃潰瘍出血：黑木耳3錢，慢火燉如膠狀，加冰糖，1日吃3次。
19. 腹脹痛：白木耳2兩、白開水入玻璃瓶，封1日後服用。
20. 防便秘：白木耳5錢、橘皮1兩，加冰糖煮水喝，亦可化痰止咳，理氣開胃。
21. 便秘：黑木耳3兩煮爛，加鹽。
22. 便血、痔瘡出血、脫肛瀉血：黑木耳1兩、冰糖煮爛。
23. 便血腹痛：黑木耳2兩，水2碗煎成1碗，加鹽、醋。
24. 痔瘡出血：黑木耳3錢、紅棗5枚、黑米3兩，煮粥加冰糖。或黑木耳2兩、黑芝麻5錢，加冰糖煮水。
25. 養肝：黑木耳5錢、紅棗5枚、粳米3兩煮粥，加冰糖。
26. 體虛、腎虛所致腰痠：黑白木耳各2兩，煮水喝湯吃料。
27. 骨質疏鬆：黑木耳3錢，沸水燙過，加芝麻醬、鹽。
28. 小便不利：白木耳2兩煮水喝。
29. 經前症候群：黑木耳1兩，燉豆腐3塊、核桃7枚。
30. 經血排出不暢、痛經：黑木耳3錢，紅糖，水煎服。

31. 經血淋瀝不斷：黑木耳2兩燉爛加冰糖。
32. 婦人血崩：木耳5錢、紅花薊1兩、白雞冠花子4錢、炒黃柏1兩，5碗水、4碗酒，外鍋2杯水，2日份，1日3次，服2至3帖。
33. 崩漏：黑木耳炒黑研末，用酒送服。或黑木耳4兩煮爛，加紅糖。
34. 卵巢囊腫：山楂4兩先煮水取汁，加木耳2兩煮爛，加紅糖1兩。或黑木耳1兩、菱角半斤、苡仁4兩、陳皮1錢煮粥。
35. 養容養顏：白木耳5錢、木瓜1兩半、冰糖些許，燉20分鐘。
36. 潤肌膚：白木耳5錢、黃豆1兩先浸、黃瓜1條、香菇、蔥、鹽煮湯。
37. 除皺：白木耳2錢、黑豆5錢、紅棗15枚煮湯，加紅糖。

※木耳小叮嚀

1. 黑木耳滑腸，腹瀉者忌。
2. 黑木耳勿與茶同食，會影響鐵質吸收。
3. 木耳煮宜極爛，葷素皆佳。
4. 黑木耳不宜每日久服，恐色素沉澱。

瀉熱通絡的絲瓜

※絲瓜小籍

絲瓜屬葫蘆科一年生攀緣草本植物，性味甘平，入肺、胃、肝經。因絲瓜老時內含絲絡很密，故名絲瓜。老時有絲狀羅織之筋條，又名天羅，別名天絲瓜、天羅、布瓜、蠻瓜、吊瓜。原產印度，宋朝即見於醫書，南方苗人多植。

功能：瀉熱涼血，解毒，除風，化痰，通經絡，行血脈，消浮腫，生津止渴，解暑除煩，托痘瘡，稀痘瘡，止痛，殺蟲，滑腸下乳。能治腸風崩漏，乳疽疔瘡，疝痔癰疽，小兒痘疹餘毒。

絲瓜絡：絲瓜乾燥成熟果實的維管束，稱為絲瓜絡，絡為羅的轉音，性味甘涼，別名絲瓜筋、絲瓜網、天羅線、天羅筋、千層樓、稜角絲瓜、絲瓜布、絲瓜殼。以其如人體之經絡，故能通經絡。以浙江慈溪、江蘇南通、蘇州產量大，品質又好。清熱解毒，涼血解毒，祛風化痰，滲血，利水去濕，消腫止痛，安胎行乳，調營通絡。能治風濕痹痛，筋脈拘攣，胸脅疼痛，婦女乳脹乳痛，奶汁量少，奶水不下，疝痛卵腫，蛀牙，潰瘍腫痛，腳痛，便秘，肺熱痰咳，心熱煩躁，熱病譫妄，手足凍瘡，手足抽搐，腸風下血，止崩漏，胸膜炎，胸脅氣窒不宣。

絲瓜水：絲瓜籐及根內白汁，名天羅水，又名美人水。能消痰水，清內熱，護膚，除斑塊，使皮膚細白柔嫩，為美容佳品。治肺痿、肺癰、聲啞神效。

品質及用途：絲瓜以長度分有長短二種，短如小冬瓜，長者數尺；以顏色分，有白絲瓜、肉絲瓜，市場多售肉絲瓜。以品種分有：米管種絲瓜、長筒種絲瓜、竹竿種絲瓜、菱角絲瓜。澎湖絲瓜除蒸、煮、炒外，特別可用油炸食用。絲瓜嫩時作蔬食用，含多種營養物質、纖維素。肉滑多汁者佳，煮湯、煎炒皆宜。絲瓜老則肉脫存筋，古方入藥多用老絲瓜，今人用絲瓜絡，作廚房清潔品，可用作洗碗、洗澡、擦牙、鞋墊、泡茶。煎湯宜生用，藥用以研末宜炒，用以止血宜炒炭。

※絲瓜醫膳

1. 降血壓、降膽固醇：絲瓜、辣椒、紅蘿蔔、牛蒡各1條、芹菜3錢，陰乾。入玻璃罐，倒入米醋蓋過食材，密封3日。每日50毫升，稀釋200毫升。

2. 耳痛：絲瓜1條、大蒜2顆，搗汁，滴入耳中，每次2滴。
3. 牙痛：老絲瓜1條、茶葉1錢，水煎服。
4. 風熱牙痛：絲瓜1條，用鹽擦搓，煅存性研末，頻擦患牙。
5. 腮腫：絲瓜1條，用鹽擦搓，煅存性研末，用水調勻外敷。
6. 喉痹：絲瓜搗汁，灌之。
7. 聲啞：天羅水50毫升，含口中慢慢嚥下。
8. 化痰止咳：絲瓜適量，煅存性研末，以紅棗肉爲丸，彈子大，每服1丸。溫酒送服。若久咳不癒，早晚各服1次。
9. 清熱化痰：絲瓜1條，炒百合3錢，加薑、蒜調味。
10. 肺癰、肺痿、慢性支氣管炎：天羅水100毫升，含口中慢慢嚥下。
11. 補肺腎：絲瓜、蝦米各適量，炒食，加薑調味。
12. 乳汁不通、腫痛：絲瓜絡7錢，燒成灰，米酒40毫升拌勻，一次服完。
13. 乳汁不通，或出不暢：絲瓜連子，燒灰研末，用溫酒送服2錢，服後蓋被出汗。
14. 乳腺炎：絲瓜絡2兩，3碗水煮成1.5碗水，內服，並外淋患處。

15. 促乳汁分泌：絲瓜、毛豆各適量，炒或煎湯。或絲瓜、鰱魚或鯽魚1條，煮湯。或絲瓜絡1兩、豬蹄半斤，煮湯，加蔥、薑、酒、鹽調味。

16. 痧穢腹痛、消暑解毒：絲瓜嫩葉，打汁服。

17. 酒積酒痢、便血腹痛：乾絲瓜適量，煆存性研末，酒送服2錢，亦治腸風下血。

18. 皮膚美白柔細：用絲瓜絡洗澡按摩。或絲瓜搗汁，加等量酒精、蜜調勻，沐浴後擦皮膚。

19. 痔瘡出血、子宮出血：絲瓜絡燒黑研末，每服2錢。

20. 睪丸偏墜：絲瓜葉3錢、雞子殼2錢，各燒存性，共同研末，溫酒送服。

21. 小兒夏季熱：絲瓜葉、苦瓜葉各2片、鮮荷葉1張，煮水當茶飲。

22. 小兒百日咳：鮮天羅水30毫升，加點白糖或蜜服。

23. 小兒浮腫：絲瓜、燈芯、蔥白等份，煎濃汁內服外洗。

24. 痛風：絲瓜1條、青木瓜1顆去子去皮切塊、紅棗10枚，電鍋內放10碗水，外鍋2杯水，此為2日份，一周服3帖。低血壓者可加當歸1片、黃耆3錢、鮮艾葉4兩。

25. 腰脊痛：絲瓜根燒存性研末，加酒煮湯，或溫酒送服2錢。或絲瓜子搗碎貼命門穴。

26. 全身酸痛：絲瓜絡燒存性研末，加紅糖，每次開水沖服1錢。

27. 湯火傷：絲瓜絡研末，香油調外敷。或絲瓜葉搗爛外敷。
28. 痘瘡出不快：古方老絲瓜燒存性，加朱砂研末，蜜水調服。
29. 痘瘡初出或未出：老絲瓜近蒂3寸，連皮燒存性研末，砂糖湯送服。
30. 疔腫：絲瓜嫩葉，搗爛外敷。
31. 癰疽不斂：絲瓜搗汁、頻塗。
32. 蟲癬：晨採帶露絲瓜葉7片，每片擦患處7下。
33. 一切惡瘡、乳疽疔瘡：絲瓜燒灰外敷。
34. 青春痘、痘瘡化膿：用絲瓜皮擦患部清潔，用天羅水擦患部，1天數次。
35. 痘後皮膚粗糙：天羅水噴患膚，或噴後按摩3分鐘。
36. 涼血解毒：絲瓜1條打汁，加蜜喝。
37. 中風：絲瓜1條去皮、高麗參3錢，水煎服。

※絲瓜小叮嚀

1. 脾胃虛寒腹瀉、寒嗽、寒痰、陽痿者忌吃絲瓜。
2. 絲瓜與白蘿蔔同食，傷元氣，久食易陽痿。

3. 絲瓜皮含有易致咽喉發癢過敏物質，煮食宜去皮；若同皮煮，加薑3片，可化解。

4. 絲瓜吃時若有苦味，是含葫蘆素較多，多食恐過量，易中毒，產生腹瀉，甚至脫水、嘔吐、低血壓、影響腎功能。

5. 絲瓜嫩葉可做蔬食。

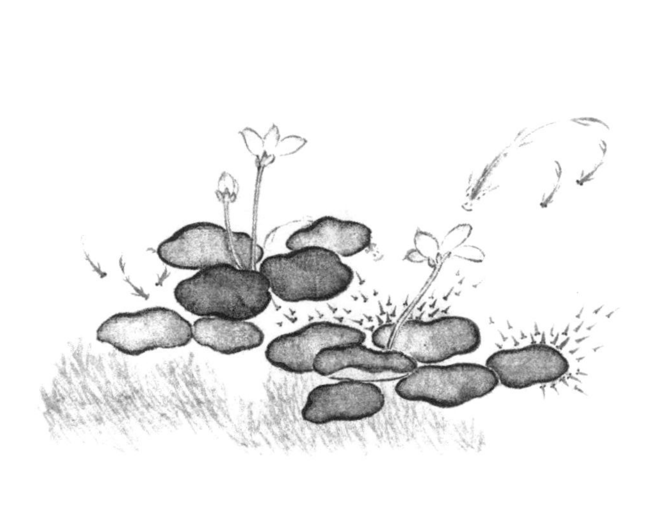

潤肺潤腸的柿

※柿小籍

柿屬柿樹科落葉喬木植物，本名為梆，《本草》名烘梆，俗名為柿，性味甘寒性濇，入肺、脾、胃經。原產亞洲，別名朱果、丹果、紅柿、香柿。傳入西方，古希臘稱之為大自然的糖果，衆神之果。

功能：《神農本草經》說：「柿味甘性寒，能消熱去煩，止渴生津，潤肺化痰。」能治熱咳，通耳鼻氣。柿性澀能止血收斂，淸火生津，化痰，濇腸，止血。鮮紅熟柿性滑潤，能止血，潤大便，止痔瘡血，產後出血，降血壓血脂。宜養胃之陰，最宜火燥津枯體質者。含碘高，能預防、治療缺碘性甲狀腺腫病，解酒毒。但多食反滑腸，甚至泄瀉。

柿營養豐富，所含維他命C比檸檬、蘋果、香蕉高；所含鐵質與桑葚相當；所含果膠膳食纖維，能助滿足感，促進腸胃蠕動，為瘦身、便秘良果。

柿乾：甘平性濇，為脾肺血分之藥，別名柿花、柿餅。能健脾補胃，暖內臟，潤肺，整腸，止血，充飢，殺疳療痔。能治肺痿熱咳，咯血反胃，腸風下血，痔漏。

柿蒂：性味苦平，入肺、胃經，別名柿錢、柿丁、柿蒡、柿子把。功能降逆下氣，鎮靜膈膜神經痙攣。治欬逆，噎噦，氣衝不下。

柿霜：乃柿之津液，甘涼清肺，生津化痰。尤清上焦心肺之熱，止咳化痰。能治咽喉口舌瘡痛，吐血，肺部咯血，勞嗽。亦能防口腔潰瘍。

柿葉：抗菌消炎，止血，利水、降壓。治咳血，便血，吐血。

品質：柿品種有1千多種，主要產地在中國、日本、韓國、巴西。中國全國皆產，以山東合兒莊產最佳。柿分甜柿、澀柿；或分甜柿、水柿。甜柿由日本引進。俗語：「七月石榴八月梨，九月柿子黃了皮。」柿盛產於9至12月。

柿餅曬乾時，表面浮出糖分凝結的白色粉末叫柿霜，作藥用。柿子青時製叫青餅，熟時製叫柿餅，可久藏。柿子青時，可以石灰水浸泡，去澀味，削皮，其味甘脆，名綠柿。椑柿是小柿，又名漆柿，雖熟而色不赤，性冷利，可生痰不入藥。柿子以果形飽滿，果色均勻，果皮光滑無斑、蟲孔，大而無核，熟透不澀者良，太柔軟者不堪久藏。

※柿醫膳

1. 鼻窒不通、慢性鼻炎：柿乾適量，同粳米煮粥食。
2. 耳聾鼻塞：柿乾3枚切細、粳米3兩、豆豉2錢，煮粥。每日空心食。
3. 耳鳴：柿餅1兩、紅棗去核1兩、山萸肉3錢共同研末，加麵粉，製成小餅食。
4. 牙痛：柿曬乾，燒到快焦，研末，擦牙床。
5. 痰咳帶血：柿餅1枚，飯上蒸熟，臨夜臥時，用薄荷湯送下。
6. 胸滿咳逆不止：柿蒂1兩、丁香1兩、薑5片，煮水當茶飲。
7. 百日咳，潤肺止咳：柿餅1兩、羅漢果1粒，加水煮30分鐘，稍加冰糖。
8. 咳嗽痰多：乾柿燒灰，研末，加蜜為丸，每服2錢，一天2次。
9. 肺癆咯血：朱丹溪以柿餅剖開，入青黛末1錢，睡臥前嚼食，甚有效驗。
10. 肺熱：柿1枚、番茄1粒、梨半粒去核，打汁飲。
11. 降血壓：柿、黑豆各適量煮水飲，或柿葉煮水當茶飲。
12. 活血防動脈硬化：柿搗爛，加鮮奶各適量，煮沸飲。
13. 氣膈反胃：柿蒂適量，煮汁飲。

14. 反胃便瀉：柿餅飯上蒸熟，每日食，吃時不飲水更好。

15. 胃寒呃逆：柿蒂2錢、丁香2錢、生薑5片，或柿蒂、丁香、人參各等份，水煎服。

16. 產後呃逆、氣煩心亂：柿餅1枚切碎，煮汁熱飲。

17. 健脾：柿餅、紅棗各1兩，加麵粉揉成餅，烤食。

18. 養胃：山藥2兩、苡仁3兩，煮爛後，加柿餅1兩熱食。

19. 小兒初食飯：用柿餅飯上蒸熟，餵食。

20. 小兒腹瀉：柿餅、栗子磨碎煮熟食。

21. 養腎：柿蒂4錢、棗核8錢、百合7錢，水煎服。

22. 熬夜養肝腎：山藥、苡仁各2兩，加米煮粥，粥成加柿餅霜7錢，熱食。

23. 腸風下血：柿乾燒成灰，服2錢。

24. 痔瘡：柿餅蒸熟食。

25. 痔瘡出血：柿餅2枚、黑木耳3錢，加水煮熟，1日份，分2次吃。或柿餅蒸熟，1天吃2次，1次吃3至4個，見好就收，勿多食。

26. 熱痢：柿餅切碎，加米煮粥食。

27. 血淋：柹蒂乾燒炭存性，研末，空心米飲調服2錢。

28. 痘瘡入目：柹餅切細食。

29. 癰痘後目生翳障：乾柹餅1枚、綠豆皮、白菊花、穀精草各等份，加粟米泔水1碗，同煮至水乾，吃柹餅，1天3次，輕者服7天，久者重者服14天。

30. 清熱解毒：柹葉1兩、綠豆1兩，水煎服。

31. 一級燒傷，皮膚紅腫灼痛：柹打汁外塗。

※ 柹小叮嚀

1. 欲令柹早熟，用醬油點柹蒂，或用報紙包裹，或與蘋果、香蕉同放。
2. 去柹苦澀，放一粒蘋果7天。
3. 柹去皮再食，可減少單寧酸的攝取，減輕對腸胃刺激，減少胃柹石、腹痛、噁心。
4. 柹餅上白色粉末，有些是商人用以防柹餅間相黏，而非柹霜，食用時先洗去。
5. 柹宜飯後30分鐘食用，1天1顆，勿連日食用，最好3日停1日，多食易口澀舌麻，大便易乾。柹含不易吸收化合物，多食易礦物質缺乏。
6. 空腹食柹易腹脹。腸胃弱者空腹吃，易結塊，成胃柹石，久空腹食柹易胃潰瘍。

7. 柿所含單寧酸和蛋白質結合，易在胃中結塊，柿與豆類、肉類、乳製品同時大量食用，易增加胃腸負擔，易便秘。
8. 柿含鉀、磷，慢性腎炎、腎功失常、洗腎者禁食。
9. 柿含碳水化合物，甜度高，糖尿病患者少食。
10. 柿含糖多，易飽足感，食之可減正常食量。吃後漱口，以免糖份留牙縫，易齲齒。
11. 柿勿與馬鈴薯同食，其鞣酸與澱粉，在胃酸下易形成胃柿石。
12. 柿勿與海參同食，影響蛋白質吸收，易致腹痛、腹泄、噁心。
13. 柿勿與蟹同食，易泄瀉不止，磨木香汁可解之。
14. 柿不宜與酸棗仁、黑棗同食。
15. 食柿前後不可食醋、牛奶。
16. 食柿後忌喝白酒、熱湯。
17. 凡外感風寒、中氣虛寒、痰濕內盛、胸腹痞悶、脾腎虛寒、腹瀉、產後、病後、痧痘後，瀉痢瘧疝、腸胃潰瘍、體弱多病、慢性胃炎、消化不良、胃部份切除、貧血者皆忌食柿。

清熱下濁的豆腐

※豆腐小籍

豆腐依古法製性味甘鹹寒，今人製性味甘涼，入脾、胃、大腸經，別名菽乳、福梨。豆腐是我國獨特創造的發明，相傳由淮南子發明，幾經改良，隋、唐朝所製豆腐硬而老，由華僑傳到世界各地。

功能：清熱，生津，潤燥，散血，補中，和脾胃寬腸，消脹滿，下大腸濁氣。治赤眼腫痛，止咳消痰，內熱鬱蒸，胃火衝，消渴脹滿。營養豐富含人體必需8種胺基酸、蛋白質、維他命、鐵質、脂肪、植物纖維，易消化吸收，預防動脈粥狀硬化。古時中國人少喝牛奶，少食動物肉類，豆腐成為中國人除米麵外，蛋白質補充極重要的食物來源。中國人幾千年豆腐膳花樣百出，清朝康熙皇帝賞識的八寶豆腐，有名的王太守豆腐，民間的麻婆豆腐，豆腐羹美不勝收。豆腐能保溫，為火鍋佳品，酸辣湯必配豆腐，爽口又保溫。

腐漿：能清肺，補胃，潤腸，潤燥化痰。

豆腐泔水：能洗衣去垢。

豆腐製作：製腐現用大豆，《本草綱目》說白豌豆、綠豆亦可製腐。

1. 大豆洗淨，置桶內，用冷水（最好是山上的泉水）浸軟，浸至豆粒膨脹柔軟。

2. 濾去水份磨成漿。

3. 豆漿加2倍水，煮沸，濾出豆汁，將豆汁再煮沸。

4. 將凝固劑鹽滷或煅石膏粉用4倍水溶解，慢慢滴入豆汁內，用竹筷攪動使之均勻，變成濃稠漿液後倒入濾筒。濾出水份。

5. 以木板輕壓一下，待豆汁涼，即成豆腐。

作豆腐的技術，從水質、凝固劑的濃淡、注入豆汁的量和速度都是功夫。入鍋點成，嫩而活者品優，內無水紋，無雜質，晶白細嫩者佳。

品質：石膏粉凝結的豆腐，不如鹽滷水凝結的豆腐口感好。市售豆腐分老豆腐、嫩豆腐二種。需慢火料理久煮，用嫩豆腐；急火油煎，用老豆腐。豆腐又分南北二種，北豆腐，即板豆腐，質地硬；南豆腐，即錦豆腐，質地軟嫩。

豆腐漿：豆汁煮熟未點凝固劑者為腐，即豆漿。

豆腐皮：豆漿滾後上面凝結之衣膜，揭起晾乾為腐皮，或稱豆皮，為蛋白質結晶，有厚薄2種，能充飢，最宜老人、新產、大病初癒。

豆腐花：腐漿用凝固點成未壓，加些水，使豆汁凝固成稀薄狀，最嫩，為豆腐花，又名豆腐腦。

豆腐乾：用老豆腐榨去水份，使豆汁乾結成塊，較豆腐多保存幾天。入菜、作零食皆宜，製品種類多，五香豆乾、茶葉豆乾，廣受歡迎。

百頁豆腐：又名千層、千張、百葉。把煮好的豆汁，薄薄的澆在細布襯的架上，澆完再放一層布再澆，澆到百頁左右，待豆汁水濾乾後，揭去布，即成一張張薄豆乾。

凍豆腐：又名冰豆腐。將豆腐置於冷凍庫冰過，豆腐起空心而硬化，經烈日曬乾後，可久藏，是火鍋佳料。

豆腐乳：用堅而老的豆腐發酵，加鹽、水、花椒入罐密封14天，便成豆腐乳。若再加麻油浸漬，可久藏。早期豆腐乳被評為不健康又髒的食品，後經化學研究分析，實是含酵素，多種氨基酸，富含蛋白質、維他命B，是很健康的食品。終於翻身還給豆腐乳應有的身價。陳久愈佳，尤宜病人。

臭腐乳：豆汁用皀礬同製，色青黑，又名青腐乳，有一股臭味，很營養，富蛋白質、氨基酸、維他命B。最宜痞膨、黃病、便瀉者食之。

臭豆腐：豆腐用老莧菜浸泡在米水中，常溫發酵後產生特殊濃烈氣味。是獨特的台灣小吃風味，流傳至世界各地。製作方式各地不一，食用常配泡菜。

豆滓：含營養成份，生腐渣炒食，名雪白菜；熟腐渣，僅作豬飼料。

※豆腐醫膳

1. 高血壓：豆腐1塊、海帶3兩，加薑、鹽煮湯。
2. 高血脂：豆腐乾2兩、芹菜7兩，炒食。或豆腐炒香菇，亦可煮湯。
3. 助腦神經發育：豆腐1塊、蛋黃1個，加點酒，煮湯。
4. 頭痛：豆腐1塊、豆豉4錢、蔥白5錢，燉食。亦治寒咳。
5. 健腦：豆腐1塊、鰱魚頭1個、枸杞3錢，加薑、酒煮湯。
6. 補氣血：豆腐1塊、海參2隻、肉片1兩，加調味料煲湯。
7. 益氣生津：豆腐1塊、番茄2粒，青菜適量煮湯。
8. 清暑：豆腐1塊、芝麻2錢、醬油、蔥、蒜、糖少些，煮到乾。

9. 清熱解毒：豆腐1塊、綠豆芽4兩，加蔥、鹽煮湯。或豆腐1塊、磨菇4兩煮湯。
10. 肺燥咳嗽：豆腐1塊、松子1兩，煮湯。
11. 哮喘痰黃：豆腐1塊、麥芽糖2兩、生蘿蔔汁100毫升煮湯。
12. 小兒發燒：豆腐、黃瓜各適量煮湯。
13. 口舌生瘡：豆腐2塊、香椿苗2兩，加麻油、鹽炒食。
14. 口臭：豆腐1塊、白蘿蔔1條、白鯽魚1條，加水煮湯2小時。體寒者湯成，加白胡椒。
15. 缺乳：豆腐1塊、豬蹄1只、黃酒30毫升、蔥白2根，加鹽煮湯。或豆腐2塊、紅糖1兩煮湯。
16. 開胃強身：豆腐1塊、蝦仁3兩，加調味料炒食。
17. 開胃防便秘：豆腐2塊、白菜半斤，加薑、蔥白、香油煮湯。
18. 虛證便秘：豆腐、松子各適量煮湯。
19. 補胃消水：豆腐1塊、草魚1條、青蒜1兩煮湯。
20. 補肝腎：豆腐2塊、韭菜3兩，加蔥、薑油炒。
21. 補鈣强骨：豆腐1塊、泥鰍4兩，加調味料炒。

22. 補營養：豆腐1塊、鮚魚1條，加調味料煮湯。
23. 降血糖：豆腐1塊、苦瓜5兩、蒜末3錢，加橄欖油、醬油炒。
24. 糖尿病：豆腐1塊、芹菜3兩，加薑、蔥、鹽炒，亦治高血壓。
25. 小兒腹脹：豆腐、白蘿蔔頭各適量煮湯。勿多食豆腐，反易脹。
26. 男性更年期：豆腐1塊、羊肉3兩、蝦2兩、薑2片炒食。
27. 骨質疏鬆：豆腐2塊、魚頭1個，加薑、蒜、醋、鹽、麻油燉。
28. 足膝腫痛：豆渣炒熱外敷。
29. 酸痛貼布：豆腐、薑搗泥、麵粉、酒各適量，混合揉成餅狀，鋪貼布上外敷，藥布乾後再換新。
30. 濕熱型肥胖：豆腐2塊、茯苓粉1兩、松子1兩、胡蘿蔔1兩、香菇1兩、蛋白40毫升，鹽、酒、太白粉混勻清蒸。
31. 燙傷：豆腐1塊、白糖1兩拌勻外敷，乾後換新。
32. 痘瘢：豆腐2塊煮沸，加香椿1兩、鹽、麻油煮湯。
33. 瘡癬癢：豆腐1塊、芹菜2兩，加鹽煮湯。

34. 臁瘡：豆腐泔水，熬成膏外塗，甚效。
35. 跌打青腫：切豆腐片外貼，頻換。
36. 解鹽滷毒：熟豆腐漿灌之。

※豆腐小叮嚀

1. 豆腐吃多易脹噁心，易缺乏鐵質。
2. 豆腐吃太多成豆腐積，吃白蘿蔔解之。
3. 豆腐乾堅硬者，難消化，老人、小兒、病後不宜。
4. 豆腐經油炸後，較可保存多日。
5. 豆腐若煎、燉，宜配韭菜、大蒜葉更能芳香味美。
6. 煮魚湯補充鈣質，加豆腐，有助鈣質吸收。
7. 年長者，不宜常吃豆腐，易引鐵、碘質缺乏，易得失智症。
8. 豆腐所含蛋白質代謝後，轉成含氮廢物由腎排出，腎功能弱者少食。
9. 豆腐促碘排泄，老人、腎病、痛風者少食。
10. 豆腐與茭白筍、菠菜大量同食，易結石。

滋肝益腎的桑椹

※桑椹小籍

桑椹屬桑科落葉小喬木植物桑樹的果穗，性味甘寒，入心、肝、腎經，別名文武實、桑果、桑棗。

功能：滋肝腎，充血液，滋陰補血，通血氣，利五臟關節，利水消腫，祛風濕，健步履，息虛風，清虛火，生津止渴潤燥，潤腸，生精神，益腎固精壯陽。久服黑鬚烏髮，明目，聰耳，安魂定魄。能治肝腎不足，陰虛血虛所致頭暈目眩，視物模糊，耳鳴，失眠，心悸，多夢，煩躁。消渴多飲，鬚髮早白。並治腸躁便秘，小腸熱，血虛便秘，結核，貧血，神經衰弱，解酒毒。《神農本草》載桑椹主「傷中，五勞六極，消瘦，脈細弱，補虛益氣，去肺中水氣，唾血熱渴。」

桑椹浸酒，能活血，治筋骨痛，利水消腫。《禮記》載：「四月飲桑椹酒，能理百種風熱。」遇年荒，桑椹可充糧食。

品質：桑椹分烏白二種，每年4至6月果實變紅時採收，是由多數小瘦果集合而成的聚花果，呈長圓形，色有黃棕色、棕紅色至暗紫色，以小滿前，熟透色黑或紫紅，個大肉厚，味純甘，糖性大者良。桑椹可打汁作為營養劑。乾品研末、浸酒、熬膏、入丸劑、散劑或生食皆宜。

桑椹多曬乾，或略蒸後曬乾收存。熬膏用水煎，過濾取汁，加蜜熬成膏服，每服5錢，溫水送服。丸劑以乾品研末，加蜜為丸。

桑椹酒古法釀製：桑椹汁3斗，隔水煮至1斗半，入白蜜2合，乳酥油1兩，生薑汁1合，加無灰酒1斗5升，愈陳愈良，每年4月飲此種酒，能理百種風熱。

※桑椹醫膳

1. 腦神經衰弱失眠：桑椹鮮品1兩，水煎服。
2. 血虛失眠：桑椹1兩、棗仁2錢，水煎服，早晚各1次。
3. 血虛頭暈：桑椹打汁，每天服200毫升。
4. 貧血：桑椹2兩、桂圓肉1兩，煮爛食。或桑椹稍蒸或熱水浸泡10分鐘，曬乾，每次取10粒，加當歸3錢、黃耆5錢，煮水喝。

5. 虛火頭重腳輕：桑椹熬膏，每天服一匙，溫水送服，以平虛風、虛火。
6. 肝火上衝致目昏：桑椹1兩、糯米3兩，煮粥，可加冰糖。
7. 津傷口渴，內熱消渴：桑椹、生地、麥冬、玉竹、沙參各3錢，水煎服。
8. 陰血不足，致眩暈、耳鳴、腰酸：桑椹1兩、枸杞5錢，水煎服，早晚各1次。
9. 肝腎虛致耳鳴：糖1斤煎至稠狀，加桑椹半斤，熬至挑起成絲狀，每服1匙。
10. 病後補養：桑椹2兩、黑芝麻2兩、粳米1兩，煮粥，可加糖。
11. 消渴：單食桑椹。
12. 胃液分泌不足、消化不良：桑椹適量蒸過，每服10粒。
13. 便秘：桑椹1兩，加審食。或食桑椹醬。
14. 陰血虧虛、津虧致大便秘結：輕者，桑椹水煎取汁，加冰糖；重者，再加肉蓯蓉、火麻仁、黑芝麻、首烏各3錢，水煎服。
15. 大腸津虧氣虛致便秘：桑椹、枳殼、火麻仁各3錢，水煎服。
16. 血虛經閉：桑椹1兩、雞血藤3錢、紅花2錢，水煎服。
17. 補腎强精：桑椹1兩，煮至稠，加審熬成膏，每服1匙。

18. 補肝腎不足：桑椹、首烏、旱蓮草、女貞子各3錢，水煎服。
19. 補肝腎强筋骨：桑椹1兩、枸杞1兩、白米3兩，煮粥。
20. 慢性腎炎：桑椹1兩、熟地7錢、山藥6錢、茯苓5錢、枸杞5錢、山茱萸3錢，水煎服，分3次服。
21. 更年期骨質疏鬆：桑椹1兩、牛骨1斤熬湯，加鹽、酒、糖調味。
22. 老年健步履：桑椹適量以布濾汁，用磁器熬成膏，每服1匙，用白湯或醇黃酒送服。
23. 頭髮早白：桑椹搗爛入冰糖，不加水，小火熬成膏，每服1匙，溫水送服。
24. 風濕關節炎、下肢水腫：桑椹2兩，高粱酒600毫升浸7天，每天服100毫升。
25. 結核：桑汁熬膏，每服1匙，白湯送服。
26. 各種濕疹：桑椹1兩、百合1兩、紅棗10枚、橄欖3錢，煮汁飲，1天1次，連服14天。
27. 瘰癧結核：桑椹2斤，以布取汁，用銀石器熬成稀膏，每服1匙，白湯送服，1天3次。
28. 解酒毒：桑椹搗汁飲。

※ **桑椹小叮嚀**

1. 桑椹味美可口，藥力平和，可單服久服。

2. 桑椹生食，宜澂鹽拌。
3. 桑椹清血管，更勝紅酒。
4. 桑椹，烈日曬乾後，加薑黃粉拌之，可防蟲蛀。
5. 桑椹煎煮，不可用鐵器。
6. 桑椹與韭同食，易腹痛下利。
7. 桑椹多食易使胰蛋白酶活性下降，消化不良者少食。
8. 脾胃虛寒、大便稀溏、泄瀉者忌食桑椹。

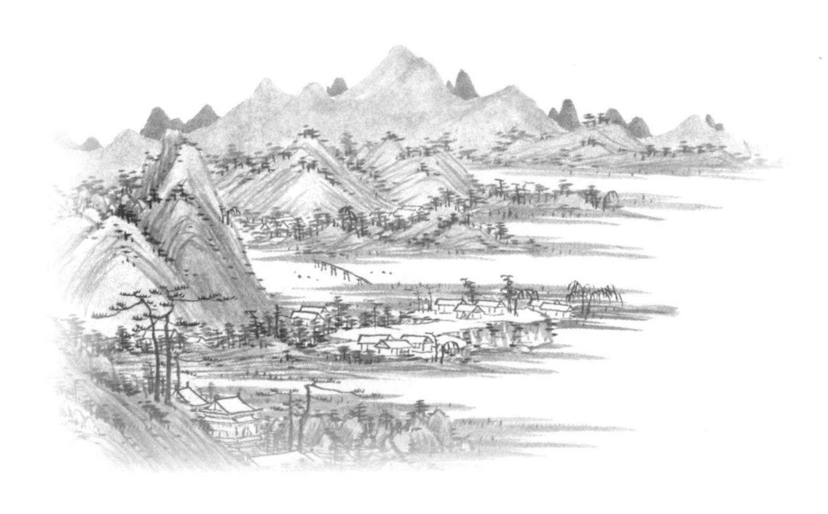

補心脾腦的龍眼

※龍眼小籍

龍眼屬無患子科常綠喬木植物龍眼樹的果肉（假種皮）。性味甘溫，入心、脾經，別名龍眼乾、圓眼、龍目、桂元、元肉、桂圓肉、燕卵、馬麗珠、審脾、亞荔枝、荔枝奴、川彈子，因其益脾長智，又名益智。別名之多，可見頗受歡迎。為果中聖品。

功能：補心脾，益氣血，消除疲勞，養血，安神補腦，長智，補虛，滋營充液，開胃健脾，明目斂汗，壯陽，去濁，除蠱毒，潤膚美容，養血安胎，減輕宮縮，利胎兒發育。可治：思慮勞傷心脾，心脾兩虛，氣血雙虧，健忘痴呆，精神失常，神經衰弱，貧血萎黃，腹瀉，腸風下血，產後血虧。並治氣血不足所致健忘、失眠、自汗、盜汗、心悸、怔忡、脾虛水腫、月經過多。《本經》載龍眼：「主五臟邪氣，安志，厭食，久服強魂魄，聰明。」

龍眼營養豐富，龍眼、花、葉、根、核皆可入藥。含大量鐵、鉀，促血紅蛋白再生，養血力勝紅棗。含大量有益人體微量元素，甜美可口，不滋膩，不壅氣，為滋補良藥。民俗稱

「南桂圓北人參」。李時珍說：「食品以荔枝為貴，而資益則龍眼為良。蓋荔枝性熱，而龍眼性和也。」龍眼為中國熱帶名產，與荔枝、核桃、紅棗合為枝、圓、桃、棗，為祝壽最佳禮品。為嶺南四大佳果之一。

龍眼葉：開胃健脾，補虛長智。

品質：龍眼品種很多，福建產量最多，以福建興化桂圓最有名，廣西鬱林所產為上品。台灣品種亦多，以四大種多見：福眼、粉殼龍眼、青殼眼、十月龍眼，其中以粉殼龍眼最受歡迎，果肉厚、甜度高，香QQ的。

龍眼的外觀、習性、花與荔枝相似，故又名亞荔枝。新鮮生果叫龍眼。帶殼帶核曬乾後叫龍眼乾。去殼去核只留果肉，曬乾後叫桂圓，也因龍眼犯忌，避諱叫桂圓，桂也是廣西的別稱。白露是吃龍眼的季節，夏秋採收以核小肉厚、味純甘者佳。可鮮食，製成罐頭、浸酒、熬膏、作醬、乾肉、入煎湯、入丸劑。成熟果實，乾燥，去殼、核，曬至乾爽不黏。浸酒不必去核，用純糧食酒泡。以新鮮龍眼、酒2:5的比例浸泡。

※龍眼醫膳

1. 記憶減退：龍眼15枚、栗10枚、粳米2兩，煮粥。

2. 養心增智力：龍眼30枚、紅棗10枚、粳米3兩，煮粥。
3. 腦神經衰弱致健忘：龍眼肉、胡桃肉各3錢、豬腦1副，燉食。
4. 神思勞倦、心經血少：龍眼、生地、麥冬各3錢，水煎服。
5. 失眠多夢：龍眼3錢、酸棗仁3錢、五味子1.5錢、紅棗10枚，水煎服。
6. 失眠、健忘、心煩：桂圓5錢、菊花2錢，沸水沖服。
7. 貧血失眠：龍眼2錢、蓮子3錢、白米3兩，煮粥。或睡前食10枚龍眼肉。
8. 心脾血虛失眠：龍眼、茯苓、紅棗各3錢、米3兩，煮粥。或龍眼3錢、桂枝3錢、陳皮2錢、豬心1副，煮湯。
9. 神經衰弱失眠：龍眼肉、核桃肉、酸棗仁、茯神、燈蕊各3錢，以金銀器水煎服。重症加磁石、龍骨、牡蠣各5錢、黃連、蓮心各1錢。
10. 安神鎮靜：桂圓2兩、高粱酒600毫升，或按此比例浸7天，每服10毫升。
11. 熬夜用腦過度：龍眼30枚，水煎服，或煮水當茶飲。或龍眼7錢，沸水沖泡5分鐘。
12. 脫髮：龍眼半斤，飯鍋上蒸，蒸後曬，次日再蒸再曬，連8日，分4至5次服完。
13. 貧血、老年血虛：龍眼7錢、紅棗10枚，隔水燉。或龍眼3錢、連衣花生米5錢，加點鹽煮食。

14. 貧血、神經衰弱：龍眼、紅棗各1兩，煮食。或桂圓、核桃仁各4錢、瘦肉4兩，加薑片、鹽煮湯。

15. 貧血、臉蒼白：龍眼乾10枚、老薑3片、生薑3片、紅棗5枚，研末，每服2錢。

16. 心血不足，致心悸、脾虛水腫：龍眼5錢、紅棗4枚、糙米3兩，煮粥。早空腹服，晚睡前熱食，冷食易致胃脘氣滯脹。

17. 寧心養神：龍眼8枚、蓮子20枚、紅棗10枚、銀耳2錢，煮湯。

18. 神經性心悸亢進：龍眼肉內包松子仁或柏子仁3粒，每日服10顆。重者，龍眼肉4錢、龍骨、牡蠣、磁石各5錢、硃砂2分，入豬心內，燉服。

19. 補氣血：龍眼3錢、枸杞5錢、蛋2枚，水煎服，可加冰糖。

20. 心脾兩虛：單用龍眼1兩煮水，增强藥力，可加紅棗10枚、人參3錢、黃耆5錢、當歸3錢、酸棗仁3錢。

21. 病久體弱、年老衰弱：龍眼1兩，隔水燉，效同人參、黃耆。

22. 氣血不足又陽虛：龍眼適量，泡白酒100天，每天喝50至100毫升。

23. 體寒貧血：龍眼、枸杞各3錢、人參2錢或黨參4錢，水煎服。
24. 產婦養血：桂圓3錢、蛋1枚，煮湯。
25. 近視：龍眼肉帶殼不敲碎5枚、枸杞3錢，煮水當茶飲。或龍眼帶殼12枚、紅棗4枚、枸杞3錢，入陶瓷杯，水8分滿，外鍋2杯水蒸。分2次飯後服，連服2個月。
26. 白內障：龍眼20枚、枸杞7錢，水煎服。
27. 脾虛泄瀉：桂圓5錢、薑2片，沸水沖泡10分鐘，再加白朮、山藥、苡仁各3錢，水煎服更佳。
28. 老年脾虛腹瀉：龍眼、山藥、蓮子、薏仁各3錢、白米或糯米3兩，煮粥。
29. 便血：龍眼肉3錢、西洋參1錢，隔水蒸。
30. 白帶多清稀如水，伴腰酸：龍眼、蓮子各3錢、糯米2兩，煮粥。
31. 月經不順：龍眼、荔枝、黑棗各1兩、蓮子、枸杞各3錢，入母雞腹內燉食。
32. 經後腹痛：龍眼10枚、酒100毫升水煎服。
33. 更年期症候群：龍眼1兩、蓮子1.5兩，水煎服。或龍眼乾1.5兩、核桃1兩，煮水喝。
34. 補腎壯陽：龍眼7錢、海參1兩、白米3兩，煮粥，可加冰糖。

35. 慢性疲勞：龍眼半斤、高粱酒600毫升，浸1個月，每服100毫升。

36. 慢性皮膚癢：龍眼、薄荷各5錢，加水400毫升煮成200毫升內服、外塗。

37. 麻疹：龍眼殼2兩、水600毫升浸2小時，文火煮半小時，取汁，藥渣加水600毫升再煮半小時，2次藥汁混合，待涼洗患處。

38. 瘡口出血：龍眼核適量，研末外塗。

39. 血小板減少性紫癜：鵪鶉蛋打碎去殼4枚、龍眼肉5錢、紅糖3錢，加水蒸，晨空心服。

40. 辟蛇：龍眼殼焚之。

41. 跌打損傷：龍眼核適量研末，名驪珠散，外塗患處，立能止血定痛，愈後無瘢。

42. 刀傷：龍眼殼適量，研末外塗，收口最速。

43. 骨折：龍眼、枸杞各5錢、紅棗10枚，加冰糖煮湯。

44. 筋骨過勞、肝血不足：龍眼3錢、當歸3錢、黃耆5錢，水煎服。

45. 護膚美容：龍眼1兩、蛋2枚、水500毫升，煮水10分鐘。

※龍眼小叮嚀

1. 龍眼曬乾，用薑黃粉拌之，可防蟲蛀，補力强，勝於鮮品。

2. 龍眼屬濕熱，潤而膩滯，能助火生濕，多食易氣滯、上火。

3. 桂圓多食上火，飯鍋蒸過10次，就不會上火。

4. 龍眼甘甜助火，亦能作痛，內有鬱火、胸悶腹脹、脹滿不飢、食少口膩、咳吐痰濁、痰飲氣滯、痰濕中阻、腎病者忌食。

5. 龍眼甘溫濕潤、外感未清、外邪發熱者忌。

6. 體內有發炎、上火、孕婦不宜多食龍眼。

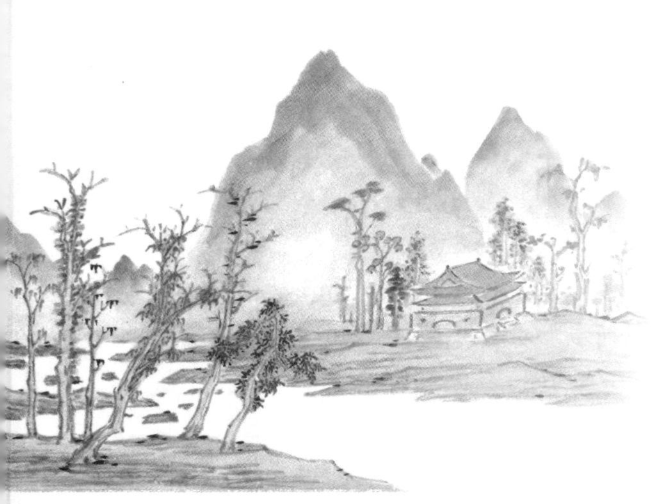

健脾養胃的蘋果

※蘋果小籍

蘋果屬薔薇科落葉喬木植物的果實，性味甘酸溫，入脾、胃經。本名柰（音奈），中國北產名頻婆，南產名林檎，蘋果名源於梵語，別名花紅、來禽、滔婆、蘋婆、平波。外號：記憶果、智慧果。洪玉父：「此果味甘，能來衆禽於林，故名林檎來禽。」

原產於歐洲、中亞，元朝時從中亞傳入中國新疆，新疆的阿力麻里譽稱蘋果城。古希臘拋蘋果是愛情的宣告。蘋果常是世界宗教神秘的果實，甚為禁果，伊甸園裡的亞當夏娃偷吃了禁果，代表善惡的蘋果。蘋果不但誘惑了夏娃，毒昏了白雪公主，砸醒了牛頓，研究出萬有引力定律，咬了一口的蘋果還稱霸手機和電腦界。唐朝孫思邈謂蘋婆益心氣，耐飢，為昔深山修道人辟穀不飢，吃蘋果代餐，使容顏不衰，體力不弱。西方俗諺：「一天一蘋果，醫生遠離我。」

功能：健脾益胃，潤肺，養心補血益氣，清熱解暑，醒酒，生津止渴，和中止瀉止嘔，下氣解鬱除煩。營養豐富，易飽足感，防便秘，強化骨骼，降血脂，為2010年世界衛生組織健康水果名列第一名。能治：水瀉不止，食欲過旺，消化不良，胃脹，氣滯。輔治高血壓、膽固醇、肥胖、糖尿病、老人癡呆、巴金森氏症。蘋果醋能防貧血，抗氧化，清潔口腔，防蛀牙，養顏美容。

品質：蘋果品種7500多種，台灣引進60多種。世界上最受歡迎是五爪蘋果。台灣以元帥、金冠、青蘋果、富士蘋果、蜜蘋果、陸奧、旭蘋果為大宗。每年四至六月南半球智利、紐西蘭主產，十一月至次年二月北半球日本、美國主產。中國北產實大，名頻婆，甘涼輕軟；南產實小名林檎，其青時體鬆不澀者名柰果。林檎與柰為同科植物，樹相似。蘋果與花紅乃二品種。華中江浙產花紅，華北蘋果產量豐，品種多，以帶香蕉氣名香蕉蘋果最勝。五爪蘋果，香氣特濃，擺屋內，滿室生香。蘋果以果香淡，九分熟，小斑點距離大，黑斑明顯，果臍大而深，無果膠，果梗越綠，果音脆者良。蘋果可製蘋果脯（又稱為頻婆糧）、果醬、釀酒、糕點。北方取柰汁為豉，以調食物。

※ 蘋果醫膳

1. 健腦益智：蘋果7兩、桂圓2兩、桑椹7錢、冰糖，煮湯。

2. 益智安神：蘋果1顆去皮切片、豬心一副，加蔥、薑、鹽、酒、胡椒調味，煎蛋。

3. 高血壓：蘋果皮2兩，加水煮沸，再加綠茶1克、蜜20毫升。

4. 黑眼圈、眼袋：蘋果切片，貼敷10分鐘。

5. 老花眼：蘋果1顆、番茄、胡蘿蔔、馬鈴薯各適量，打汁，早空心飲，連服3個月。

6. 飛蚊症：蘋果1顆、胡蘿蔔1條，打汁，晨空腹服200毫升。

7. 遠視：蘋果、胡蘿蔔打汁各取50毫升、檸檬汁30毫升、豆漿200毫升，拌勻送服。

8. 小兒口腔潰瘍：蘋果切片煮沸，含口中。

9. 生津潤肺：蘋果、梨各1顆去皮核、陳皮2錢，煮水喝，可加糖。

10. 潤肺止咳：蘋果、梨各半顆、白果3兩、香蕉1條、紅棗1兩、糯米3兩，煮粥。

11. 養顏美容：蘋果半顆、奇異果1顆、草莓2兩、松子7錢，打汁飲。

12. 補中益氣：蘋果、橘子各1顆、胡蘿蔔1條，打汁加蜜飲。

13. 調解免疫力：蘋果、鳳梨、檸檬、萵苣各2兩，打汁飲。

14. 解酒：蘋果生食或熬膏服。

15. 清熱養血：蘋果2兩、櫻桃、馬鈴薯各5兩，打汁飲。

16. 防心肌梗塞：蘋果醋600毫升、檸檬汁150毫升、生薑去皮2大塊切小塊，煮不加鍋蓋，大火滾後轉小火，再煮30分鐘，待冷入玻璃瓶放冰箱，每次取40毫升，加溫開水500毫升，分三餐飯後喝，連喝一個月。

17. 反胃吐痰：蘋果皮5錢，水煎服。

18. 胃弱：蘋果1顆、粳米3兩，煮粥。

19. 小兒消化不良：蘋果、山藥各2兩，打汁飲。

20. 嬰兒大便失常，奶食停滯：蘋果1顆，搗成泥狀，沸水沖服，連服數次。

21. 小兒腹瀉：蘋果加水煮爛或蒸熟食。

22. 老人消化不良：蘋果切碎，煮汁飲。或去皮蒸熟食。

23. 老人滋補通便：蘋果、胡蘿蔔各3兩，煮熟，加牛奶250毫升、麥片50克。

24. 腸機能紊亂腹瀉：蘋果、山藥各等分煮水喝，或加粳米煮粥。或蘋果連皮帶核，切塊，加水煮爛，吃果喝湯，早晚各1次，連服30天。

25. 調腸胃：蘋果2顆、玉米1條、雞腿1隻、薑3片，煮湯。

26. 便秘：蘋果1顆、芹菜2兩、胡蘿蔔1條，打汁飲。

27. 病後胃口不開：蘋果脯煮汁飲。

28. 增加食欲：蘋果、鳳梨、檸檬各半顆、番茄1顆、青椒、萵苣各2兩，打汁加審飲。

29. 脾虛腹瀉：蘋果搗泥，每次服3兩或100克。

30. 消除疲勞：蘋果1顆、白米3兩，煮粥，粥成加葡萄乾1兩、審50毫升。

31. 止咳：蘋果1顆切塊、洋蔥1顆切碎、大蒜3瓣拍裂，電鍋內鍋不放水，外鍋放2杯水蒸。咳輕，單用蘋果或洋蔥蒸熟。

32. 排毒清腸：蘋果醋、檸檬汁各30毫升、審10毫升、肉桂粉1克，溫水沖服。

33. 前列腺炎：蘋果去皮3兩、番茄6兩、芹菜1兩、打汁加檸檬汁30毫升、白糖，溫水沖服。

34. 肝炎乾眼：蘋果、馬鈴薯、胡蘿蔔各6兩，打汁，早晚空腹服500毫升，連服21天。

35. 膽結石：蘋果、綠色苦瓜各適量，打汁飲。

36. 膽囊炎：蘋果連皮，每晨空腹吃1顆。

37. 痛風：蘋果醋1匙、審等份，溫水沖服。

38. 關節炎：蘋果醋1200毫升、蒜頭去衣1斤拍裂，入罐內封口2個月，早晚各1匙，溫水沖服。

※蘋果小叮嚀

1. 蘋果多食，澀脈滯氣，發熱生痰。
2. 腹脹、牙齦炎者少食蘋果。
3. 蘋果與洋蔥常同食，易誘發甲狀腺腫。
4. 蘋果與大量海鮮同食，易腹痛、噁心、嘔吐。
5. 防馬鈴薯發芽、去柿子澀味、催西洋梨、木瓜、奇異果早熟，放一顆蘋果。
6. 去蘋果果蠟：放入熱水，蠟即暈開，或塗牙膏一層後擦去。
7. 去蘋果農藥：將皮刮一遍，棉花沾酒精，擦皮一遍，再用清水洗。
8. 蘋果儲存溫度0度至3度，最好4顆分包，多顆放在一起，會相互催熟。
9. 蘋果標籤，4開頭為傳統水果，使用除草劑、有害肥料。9開頭為有機水果。8開頭為轉基因水果，最好勿食。

潤肺清胃的梨

※梨小籍

梨屬薔薇科蘋果族落葉喬木或灌木植物的果實。性味甘微酸寒，入肺、胃經。古人稱果宗，即百果之宗。北方稱：山樆、玉乳、玉露、蜜父、快果。南方稱甘棠，外國傳入種稱西洋梨，以其多汁又名天生甘露飲、天然礦泉水。

原產中國，早在《詩經》即有記載：「山中有苞棣（梨），隍有樹穗」。詠梨之詩歷代多見，陸游詠梨花：「粉淡香清自一家，未容桃李占年華。常思南鄭清明路，醉袖迎風雪一權。」雷淵詠梨：「雪作肌膚玉作容，不將妖豔嫁東風。」膾炙人口。孔融讓梨，禍棗災梨成典故。

功能：梨者利也，其性下利，能清熱潤肺，涼心，健脾祛濕，養胃消食，養血生肌，利大小腸。消痰降火，止咳，止心煩，生津止渴，除賊風邪氣，療驚邪，解酒毒、瘡毒。治：傷寒發熱、熱咳痰喘、痰熱驚狂、小兒風熱、中風失音、喉痛、眼赤腫痛、便秘、癰疽發背、解丹石烟煤炙膏粱麴糵諸毒。生食清六腑之熱，去實火；熟食滋五臟之陰，去虛火，助腎排尿酸，護肝。梨果營養豐富，滋養益品，而有百果之宗美譽，「初嚐蜜經齒，久嚼泉垂口」風味爽人。

梨花：去面黑粉刺。

梨葉：治風，小兒寒症。

梨樹皮：除結氣，止咳逆。

梨果皮：清心潤肺、滋腎，清熱生津。梨樹根潤肺消痰，清熱解毒。

品質：梨品種多，遍及全國，常見七種：秋子梨、白梨、沙梨、西洋梨、褐梨、夏梨、川梨。果皮色有黃、綠、褐、黃褐、紅褐、綠褐、紫紅。以天津鴨梨，色黃皮薄氣香肉脆多汁，甜而少滓，名聞全國。天津嚴冬時售有凍梨，梨經寒冬凍過，皮色變黑，果肉成汁，直接吸食。

台灣高接梨，將溫帶梨穗接平地梨樹上，多汁消暑，頗受歡迎。梨膏糖製法：以梨、蜜浸取汁如膏，加化痰止咳藥銼為粉，用冰糖熬煉成糖塊，可治肺火肺病。唐朝魏徵之母患咳甚，名醫諸藥不肯服，病益甚，其母喜吃梨，魏徵使人將治咳藥研末，加梨、冰糖煮成膏，服之癒。梨可作膏、作醬、作脯，亦可作觀賞植物。地方宴席，最後一道糖水梨，為討吉利（梨）。梨以皮薄心小，肉細無渣，略無酸味者良，北產尤佳。梨以圓潤飽滿，形狀完好，果皮有細小斑點，色澤亮，果肉硬實，果臍凹陷深廣者勝。

※梨醫膳

1. 中風痰熱：梨適量搗汁熬膏，加薑汁、白蜜調服。
2. 調血壓：梨1顆去核，入丁香15枚，蒸熟食。
3. 痰火咳嗽：梨1顆，切去蒂頭作蓋，挖除核仁，入川貝粉1錢，少許冰糖，蓋蒂上籤，隔水蒸熟，連吃數顆即癒。
4. 感冒後，痰咳不癒：梨1顆、川貝2錢、桔梗2錢、胖大海1錢、杏仁5錢，水煎服。
5. 肺燥咳嗽：梨1顆、薑2片、白蘿蔔3錢，打汁，加蜜飲。
6. 潤肺化痰：梨1顆、青蘿蔔1條煮汁飲。或梨1顆、橄欖3錢搗汁煎服，名青龍白虎湯，亦解煤毒。
7. 强肺清痰：梨1顆，挖去核仁，入紅棗、貝母粉、粉光參各適量，隔水蒸。
8. 小兒喘咳：梨1顆，切蒂，挖去核，入川貝粉、陳皮、糯米飯各適量、冰糖，蓋蒂蒸30

分鐘。

9. 清肺潤燥：梨1顆，帶皮切塊，冰糖少許煮沸，加檸檬汁悶3分鐘。
10. 肺癌保健：梨1顆去皮核、入川貝粉2錢，水煎服。
11. 咽喉聲帶保健：梨1顆打汁、木蝴蝶2錢、冬瓜子3錢、蟬衣3錢、胖大海5錢、冰糖少許，水煎服。最宜講師、歌唱家。
12. 急性傷風失音：梨汁頻服。
13. 百日咳：梨1顆去核，入川貝粉1錢、橘仁2錢，隔水蒸熟食。
14. 生津止渴：梨、番茄各1顆，打汁飲。
15. 咽乾喉痛：梨1顆搗爛，加蜜，水煎服。亦潤肺止咳。
16. 噎膈、食道癌、食難下咽：梨、甘蔗、蘆根等量打汁、人乳等量、童便、竹瀝各減半，水煎，待涼服。
17. 醇酒厚味太過：梨生食數顆。
18. 呼吸道、消化道癌、煩渴：梨2顆、藕5兩、荸薺7錢，打汁煮沸，待涼加蜜飲。
19. 妊娠嘔吐：梨去核，入丁香15枚，蒸熟食。

20. 助消化：梨、甘藍菜各取汁200毫升、檸檬汁50毫升、蜜20毫升拌勻飲。
21. 美容養顏：梨、葡萄各取汁100毫升，入綠豆湯內。
22. 皮膚乾癢：梨、甘蔗各取汁、牛奶等量，煮沸，待涼加蜜飲。
23. 湯火傷：梨切片外貼，止痛不爛。
24. 癰疽發背：梨、麥冬、川斛、天花粉各等分，水煎服。
25. 解煤火薰毒：凍梨直接吸汁。

※ 梨小叮嚀

1. 梨與萊服相間收藏則不爛。
2. 梨偏寒助溼，新產、病後需蒸食。
3. 梨性寒，多食冷利，令人寒中著困。
4. 梨與鵝同食，對腎刺激較大。
5. 梨與螃蟹同食，易腹瀉。
6. 凡外感風寒咳嗽、乳婦、血虛、胃寒、胃酸過多、脾虛泄瀉、慢性腸炎、頻尿、四肢冰冷、經期、寒性痛經、糖尿病者忌梨。

國家圖書館出版品預行編目 (CIP) 資料

明慧醫道：情理法天 / 溫嬪容著 .
-- 臺北市：博大國際文化 , 2018.05
328 面 ;14.8 x 21 公分
ISBN 978-986-92642-7-3(平裝)
1. 中醫 2. 病例

413.8　　107007214

《明慧醫道》—— 情理法天

作者：溫嬪容醫師
編輯：黃蘭亭
美術編輯：吳姿瑤
出版：博大國際文化有限公司
電話：886-2-2769-0599
網址：http://www.broadpressinc.com
台灣經銷商：采舍國際通路
地址：新北市中和區中山路 2 段 366 巷 10 號 3 樓
電話：886-2-82458786
傳真：886-2-82458718
華文網網路書店：http://www.book4u.com.tw
新絲路網路書店：http://www.silkbook.com
規格：14.8cm ×21cm
國際書號：ISBN 978-986-92642-7-3（平裝）
定價：新台幣 350 元
出版日期：2018 年 5 月初版
2019 年 10 月再版一刷
2020 年 2 月三版一刷